Santé et vitalité par l'alimentation vivante

Jacques-Pascal Cusin

Santé et vitalité par l'alimentation vivante

Une révolution diététique

Préface du Dr Christian Tal Schaller

Albin Michel

Collection « Les chemins de la santé »
dirigée par Pierre Crépon

La Bible des vitamines
Dr Dominique Rueff

Se libérer par le souffle
Monique de Verdilhac

Comment préserver votre santé et votre vitalité à partir de 45 ans
Dr Maurice Rubin

Comment participer à sa guérison
Monique de Verdilhac

22, rue Huyghens, 75014 Paris

ISBN : 2-226-08533-5

Remerciements

À ceux qui ont investi leur temps dans l'élaboration de cet ouvrage :

– Pierre Crépon pour la confiance témoignée.

– Le Dr Christian Tal Schaller pour sa préface.

– Charlie Cascio pour le partage de ses années d'expérience.

– Alexandre Guilmard pour la qualité de son travail de saisie.

À ceux dont les précieux conseils m'ont éclairé :

– Gottlieb Guntern, Christian Tal Schaller, Françoise Berthoud, Barbara Kramer-Rossier, Joseph Borzikowski, Odile Chartier.

– Ana-Maria et Brian Clément, et toute l'équipe du Hippocrates Health Institute.

– Viktoras Kulvinskas, le « Monsieur Enzymes » américain.

À mes amis et à tous mes frères de cœur, dont :

– François Moreau, pour sa présence, ses encouragements sincères et chaleureux.

– Jean-Paul Fouletier, Jean-Claude Sergent, Pierre-Alexandre Brodsky, Jean-Pierre de Faucigny, Philippe Augendre, pour leur fidélité et leur confiance.

Ainsi qu'à :

– Dominique, Francis et Philippe.

– Josanne, Éliane, Françoise, Christine, Marike, Thierry et Pascal.

– Marie-Christine, Monique, Laurent.

– Sylvie, Martine, Pascale, Francesca.

Et à tous ceux, petits et grands, que la cohérence et la beauté de la nature émerveillent.

SOMMAIRE

PRÉFACE

Pendant des millénaires, dans tous les pays du monde, la médecine a consisté en une relation directe entre le patient et le médecin (ou le thérapeute). Dans toutes les médecines anciennes, on retrouve la même vision de l'homme qui est considéré comme un être d'origine spirituelle. Dans cette optique, la maladie du corps physique n'est pas un ennemi en soi. Elle correspond à un effort du corps pour se dépolluer des toxines en excès, toxines qui se sont accumulées à cause d'habitudes physiques, émotionnelles et mentales déséquilibrées. La médecine moderne, qui n'est vieille que de quelques décennies, contrairement aux médecines ancestrales, a balayé ces concepts fondamentaux. Depuis Pasteur, la science médicale s'est consacrée à une lutte antisymptômes qui ne tient plus compte de l'individu dans sa totalité physique et psychique mais agit, *manu militari*, pour effacer, avec des médicaments chimiques notamment, tout élément considéré comme en dehors de la norme. Au lieu de chercher à comprendre le sens profond d'une maladie, on tue tous les virus et bactéries, on enlève les tumeurs et les organes déficients, on vaccine au pistolet des millions d'individus. Au début de cette gigantesque guerre antimaladies, on a cru que les armées médicales allaient bientôt faire régner la santé sur Terre. Hélas, il a fallu déchanter. La médicalisation de la société n'a pas abouti au bien-être de tous. Au contraire, l'abus de médecine est devenu l'un des fléaux les plus meurtriers des pays occidentaux.

Prenant conscience des dangers de cette médecine purement matérialiste qui s'est développée au profit des industries pharmaceutiques multinationales mais aux dépens de la santé des populations, de nombreux médecins ont, depuis un quart de siècle, choisi de se tourner vers une autre médecine, la médecine holistique (du grec *holos*, entier), qui s'occupe de l'individu dans sa totalité biologique, affective, mentale et spirituelle. Elle ne rejette pas les acquis positifs de la science moderne mais les intègre dans une vision plus large qui englobe l'héritage des médecines anciennes, les outils de la psychologie et les méthodes d'ouverture de conscience de la spiritualité. La médecine holistique ne s'occupe pas seulement de soigner les malades mais aussi de les éduquer en leur montrant les lois de la vie saine. Elle attache donc une grande importance à l'alimentation.

Dans les pays occidentaux, en cette fin du vingtième siècle, une diététique quantitative s'est généralisée, fondée sur les calories, les composants chimiques des aliments, les quantités recommandées par les experts, etc. Cette diététique, qui est soutenue par l'industrie alimentaire et ses énormes moyens publicitaires, ne repose pas sur les besoins réels de l'être humain. Elle a négligé l'aspect qualitatif de l'alimentation. Elle nourrit les Occidentaux de « calories vides », d'aliments dénaturés, privés d'énergie vitale, et les piles de boîtes de conserve qui emplissent les supermarchés n'apportent pas aux consommateurs les éléments vivants dont leur corps a besoin pour rester en bonne santé. De plus, l'industrie alimentaire a réussi à persuader les populations qu'il fallait, pour vivre, consommer de la viande et des produits laitiers en grande quantité. Le mythe de la prétendue supériorité des protéines animales a été martelé dans l'inconscient collectif et nombre de nos contemporains croient dur comme fer qu'ils ne pourraient survivre sans les charcuteries, viandes, laits, fromages et yaourts que leur vantent à longueur de journée d'alléchantes publicités. Pourtant, d'innombrables études scientifiques ont, depuis une vingtaine d'années, prouvé que les végétariens et les végétaliens étaient en bien meilleure santé que les mangeurs de viande et de produits laitiers. Un grand nombre de sportifs de pointe ont adopté une alimentation végétale depuis que les recherches ont montré qu'un corps humain fournissait de bien meilleures performances avec un carburant végétal plutôt qu'animal.

Sur le plan de la santé, l'alimentation qui fait une large place aux produits animaux est une véritable catastrophe. Le cancer et les maladies cardio-vasculaires, ces deux grands fléaux du xxe siècle qui tuent plus de la moitié des Occidentaux, sont directement en relation avec l'excès de produits animaux alimentaires. Les protéines et les graisses saturées apportées par la viande et les produits laitiers sont responsables de millions de morts chaque année et elles engendrent une somme de souffrances qui dépasse l'imagination.

La « civilisation du bœuf » a donné naissance à un véritable suicide collectif progressif des Occidentaux qui, sans le savoir, creusent leur tombe avec leurs dents tout en affamant les pays du tiers-monde. C'est la boulimie de viande des pays riches qui est la cause de la faim dans le monde. Preuve en est qu'avec la quantité de céréales que mangent les animaux engraissés pour la boucherie, on pourrait nourrir facilement tous les habitants de la Terre. Par-dessus le marché, la consommation de viande est à l'origine d'un désastre écologique. On brûle des milliers d'hectares de forêts tropicales pour y élever des bœufs. Chaque hamburger coûte huit mètres carrés de forêt.

Face à la folie du monde moderne, qui gaspille les ressources de la planète sur l'autel de la « grande bouffe », des voix de plus en plus nombreuses se font entendre pour rappeler que l'être humain peut vivre en pleine santé avec des protéines végétales et préconiser une diététique qualitative qui donne la priorité aux aliments vivants. Ce mode de nutrition permet non seulement d'assurer la santé de chacun, mais en plus, il apporte des solutions élégantes aux grands problèmes de notre temps : il permet de faire cesser la destruction du milieu naturel et la faim dans le monde. Il n'est pas nécessaire que tous deviennent végétariens dès demain, mais il faut qu'une prise de conscience mène vers des changements progressifs des habitudes alimentaires. Ainsi, une diminution de seulement dix pour cent de la consommation de viande suffirait déjà pour faire reculer les maladies de civilisation occidentales, nourrir les soixante millions d'êtres humains qui meurent de faim chaque année et faire stopper la disparition des forêts tropicales qui commenceraient alors à se reconstituer.

Le livre de Jacques-Pascal Cusin vient à son heure pour apporter au public francophone les enseignements des écoles américaines de diététique qualitative, notamment de l'institut Hippocrates qui est l'une des écoles de santé les plus remarquables de la planète. J'ai vu des centaines de personnes y apprendre à gérer leur alimentation et leur santé. Je peux témoigner de la rigueur scientifique de cette approche de la nutrition humaine qui rejoint les enseignements millénaires des médecines chinoise, tibétaine, hindoue, aztèque, inca, africaine et européenne. L'alimentation vivante offre à l'Occidental intoxiqué et malade l'occasion de faire une merveilleuse expérience, celle de se nourrir de l'énergie solaire stockée dans les végétaux crus. Au bout de quelques semaines à peine, il y trouvera une nouvelle vitalité, verra son système immunitaire se reconstruire et nombre de ses maux disparaître. Il aura compris que ses souffrances venaient de son ignorance et il pourra désormais vivre sans être esclave de la maladie, en étant capable de gérer sa santé avec sagesse et souplesse.

Il ne faut pas croire que l'alimentation vivante soit une sorte de couvent dont on ne peut plus sortir ! Une fois qu'une personne s'est guérie en se nourrissant sainement, elle peut alterner les périodes où elle mange « comme tout le monde » en appréciant les plaisirs de la vie sociale et les périodes où elle se consacre à l'alimentation vivante pour permettre à son corps de se régénérer. Ainsi se dessine, hors de tout sectarisme, un mode de vie mobile et conscient, qui prône la tolérance et le respect de chacun tout en montrant les lois de la santé individuelle et collective. Bien sûr, l'alimentation vivante n'est pas la seule condition de la santé. Mais elle constitue une base solide qui permettra un bon équilibre si on y ajoute un travail de gestion saine des émotions et des pensées, et des moments consacrés à l'écoute intérieure afin de se relier à la sagesse et à l'amour du corps spirituel.

Jacques-Pascal Cusin prône une prise de conscience du rôle positif de l'alimentation consciente, pour ceux qui souhaitent sortir des habitudes nocives et découvrir un mode de vie joyeux, souple, amusant, fondé non plus sur la dépendance mais sur l'autonomie. Sa riche expérience personnelle, les contacts qu'il a eus aux États-Unis et en Europe avec les chercheurs en matière de nutrition, ainsi que la clarté de son écriture, font de lui le porte-parole d'une vision humaniste de l'alimentation, conçue comme un outil de transformation individuelle et sociale. Il serait à ce propos précieux que, dans un prochain ouvrage, l'auteur développe les idées du dernier chapitre sur l'écologie et la société.

Je souhaite un plein succès à ce livre important pour tous ceux qui veulent ne plus subir les fléaux de notre civilisation, cesser de souffrir des mille maux causés par l'alimentation moderne, sortir de l'illusion que la guérison vient des médicaments sans qu'il soit nécessaire de changer ses habitudes de vie. Cet ouvrage très complet soutiendra ceux qui veulent vivre de manière responsable, écologique, intelligente, dans cette conscience que notre futur se crée avec chacune de nos pensées, chacune de nos émotions, chacun de nos mots, chacun de nos gestes et chacun des aliments que nous choisissons.

Par l'expérience de l'alimentation vivante, jointe à une démarche holistique, nous pourrons sortir de l'hypnose collective qui nous a fait vivre dans la maladie et dans la peur. Nous pourrons apprendre à vivre en pleine santé, pour participer à l'émergence d'une société planétaire fondée sur l'unité dans la diversité, une société dans laquelle la coopération remplacera la compétition et où la paix intérieure de chacun mènera infailliblement à la paix extérieure, dans la joie, la créativité et l'amour.

Dr Christian Tal Schaller

INTRODUCTION

L'alimentation contemporaine recèle l'ensemble des incohérences, des injustices, des excès qui caractérisent la société mondiale.

Elle engendre de nombreux maux et déséquilibres, tant sanitaires qu'écologiques, humanitaires et économiques.

Elle devient l'ombre d'elle-même, car elle est de plus en plus étrangère aux principes fondamentaux qui devraient la régir.

À l'ère dite de l'abondance, elle occasionne des carences par excès ou par manque. Parallèlement, nous perdons la notion de notre responsabilité individuelle face à un tel phénomène. Notre conscience ne peut plus saisir la complexité de la masse d'informations et d'innovations qui nous submerge. Alors, nous abdiquons au profit d'un système qui nous échappe et nous nous laissons influencer, anesthésiés par l'image séduisante qui s'en dégage.

Cet ouvrage ne propose pas un concept alimentaire universel mais plutôt une alternative saine, naturelle, pratique et simple, face au modèle dominant.

Son titre, *Santé et vitalité par l'alimentation vivante*, porte les germes d'une approche intimiste de l'alimentation, proposant à chacun de retrouver la conscience d'un acte banalisé, mais souvent source de souffrance. L'alimentation vivante semble en effet répondre au mieux aux interrogations que soulève l'alimentation contemporaine. Bien qu'originale, elle repose sur des connaissances biologiques, écologiques, scientifiques et gustatives solides.

Enzymes, vitamines, minéraux, oxygène, chlorophylle, germination, fermentation, eau, soleil, exercice, légumes, fruits, oléagineux, céréales, légumineuses, plantes, algues, herbes, épices... autant de termes qui symbolisent la nature, le mouvement, la vie, la santé, le plaisir, la régénération, la gastronomie dans son acception originelle.

Les recettes proposées par M. Charlie Cascio pour illustrer les différents chapitres ne me contrediront pas. Bon appétit !

L'origine de ma démarche, de mon travail, de mes recherches et des réflexions qui en découlent, se situe au centre Hippocrates en Floride, héritier pilote du concept élaboré par le Dr Ann Wigmore et son équipe à Boston, il y a plus de cinquante ans.

Passablement dégénéré à cause d'un mode de vie contre nature, j'y découvris quelques principes de santé :

– le postulat selon lequel « seule la vie engendre la vie »,

– une alimentation riche en enzymes et en oxygène, végétale, crue et biologique,

– une phase de détoxination accélérée par un programme d'hygiène interne,

– les vertus purificatrices et revitalisantes des jus « verts », gorgés de chlorophylle et autres principes actifs,

– les bienfaits d'un air pur, du soleil, de l'eau et de l'exercice physique.

D'abord simple candidat à une remise en forme urgente, je devins parallèlement l'élève attentif d'une véritable école de santé ; on m'expliqua, dans le cadre de cours structurés, les tenants et les aboutissants de tout ce que j'expérimentais. On m'offrit les moyens de comprendre et la possibilité de pratiquer mon acquis consciemment, en toute autonomie. Je devins subitement responsable de ma santé.

Cette première prise de conscience déboucha sur celle, plus vaste, de ma propre responsabilité face à l'état d'esprit et de santé de la planète.

Je découvris, à l'instar de quelques philosophes, économistes, historiens, scientifiques et hommes politiques, que chacune de nos actions a des conséquences, aussi infimes soient-elles, sur l'équilibre écologique, humanitaire et économique de notre environnement.

Ainsi en est-il de l'acte de se nourrir, qui nous concerne tous.

Les deux volets de ce livre – la présentation d'un concept alimentaire haut en couleurs et son implication dans un rééquilibrage écologique global –, ne se veulent en aucun cas dogmatiques. Il s'agit tout au plus d'une alternative fondée et saine, susceptible d'apporter une réponse adéquate aux nombreux problèmes auxquels est confronté un public de plus en plus large qui s'interroge sur son avenir et sur celui de l'humanité.

Je suis conscient de la relativité de ce qui suit ; ma démarche s'inscrit dans le respect de l'individu, de sa culture, de ses habitudes et de son plaisir. Néanmoins, je souhaite que la plupart d'entre vous saisissiez par ce livre l'occasion de modifier vos existences dans un sens constructif, sans vous soumettre à un régime miracle, ni à l'enseignement contraignant et directif d'une quelconque école. Imprégnez-vous uniquement de ce qui peut aider à votre épanouissement.

CHAPITRE

1

CONCEPTS DE VIE

QU'EST-CE QUE L'ALIMENTATION VIVANTE ?

Comme je l'ai annoncé dans l'introduction, la première et majeure partie de ce livre sera consacrée à la présentation, aux caractéristiques, à la raison d'être et aux bienfaits de l'alimentation vivante. Dans un souci didactique, je commencerai néanmoins par un bref retour historique sur l'évolution de l'alimentation jusqu'à nos jours.

■ *Un peu d'histoire*

À l'origine, comme le démontre l'analyse d'empreintes de dents fossilisées, l'homme se nourrissait essentiellement de fruits. C'est à l'apparition de l'*homo erectus* qu'il est devenu omnivore.

Lorsque l'homme préhistorique maîtrisa la chasse et ses outils, il devint un carnivore occasionnel. Au néolithique, il y a près de 10 000 ans, apparut l'agriculture, c'est-à-dire la domestication des plantes et des animaux. Des cultures de légumineuses et de céréales se développèrent. Bien que disposant d'animaux à leur portée, les hommes de cette époque continuèrent à consommer essentiellement des nourritures végétales.

Plus proches de nous, les civilisations grecque et romaine, au temps de leur opulence, firent de la chair animale un mets réservé aux élites.

Dans la tradition judéo-chrétienne, la consommation de chair animale serait un signe de faiblesse et de cruauté, lié à l'imagination parfois morbide de l'homme. De nombreuses autres civilisations ont eu du mal à accepter l'idée que leur vitalité dépende de la destruction d'autres vies.

Depuis, pour des raisons économiques liées à la démographie, l'alimentation est restée majoritairement végétale dans le monde entier, sauf en Europe ; n'étant pas contrainte par une population dense, elle pouvait en effet sacrifier de nombreux hectares à la pâture.

Cela fut vrai jusqu'au XVIIe siècle, lorsque le Vieux Continent connut à son tour une démographie galopante. Les aliments carnés ne constituèrent plus que 10 % du bol alimentaire total.

Au XIXe siècle enfin, la révolution industrielle, les techniques d'élevage intensif, le développement des voies de communication, ont fait de la consommation quotidienne d'aliments de source animale, dévitalisés, transformés, un signe de réussite sociale.

Paradoxalement, l'homme n'a jamais été aussi diminué qu'aujourd'hui dans sa vitalité et dans sa santé, parce qu'il souffre soit des carences dues à l'excès (le cas de l'Occident), soit de celles du manque (le cas du tiers-monde).

Quant à l'alimentation vivante, son « histoire » remonte à la nuit des temps puisqu'elle est intimement liée à la nature et à l'évolution de l'homme en son sein. Végétale, crue et biologique, elle constitue un retour aux sources tout en bénéficiant des recherches nutritionnelles contemporaines. Elle est le résultat de vérités ancestrales qui, mises à jour, peuvent entièrement satisfaire les palais les plus fins, tout en contribuant à la santé de chacun. Cette redécouverte, nous la devons à quelques scientifiques, dont le Dr Edmond Bordeaux Szekely qui s'attacha à l'étude approfondie des habitudes alimentaires de communautés réputées pour leur santé, leur longévité et l'harmonie de leur organisation sociale (dont les Esséniens). Les Dr Christine Nolfi, Ann Wigmore, Gabriel Cousens, Catherine Kousmine, Paavvo Airola, Christian Tal Schaller, Edward Howell, Max Bircher Benner, Max Gerson, ainsi que

John Robbins, Norman Walker et Viktoras Kulvinskas ont tous contribué à la résurgence de ce concept hérité de Pythagore (500 ans av. J.-C.).

La diététique actuelle est fondée sur une approche mathématique, quantitative et séquentielle de la nutrition. L'alimentation vivante considère en revanche les nutriments comme une force dynamique qui interfère à tous les niveaux de l'être humain. Elle propose à chacun de rééquilibrer en conscience les différents facteurs d'assimilation grâce à un apport alimentaire essentiellement végétal, cru, complet, frais et biologique. Sur la base de quelques postulats simples, elle définit une hygiène de vie respectueuse de la nature et de l'individu, par un retour à la simplicité, aux sources de la vie. Hippocrate affirmait que « pour bien disserter sur l'alimentation de l'homme, il faut être préalablement bien instruit de sa nature, connaître son origine et les parties qui le composent. Il faut ensuite savoir les vertus naturelles des aliments et l'effet des modifications occasionnées par la préparation de l'industrie humaine ». L'alimentation vivante propose donc de restaurer notre équilibre métabolique en détoxiquant notre organisme pour mieux nourrir nos cellules, clefs de notre santé et de notre patrimoine génétique. « On est fait de ce que l'on mange. »

Notre énergie vitale et cellulaire se verra ainsi potentialisée par un apport conséquent d'oxygène. Par la biodisponibilité des nutriments, l'alimentation vivante nous fournit la quintessence nutritionnelle et l'occasion de retrouver le goût intégral.

Foin de diététique business, de son cortège de produits et de solutions miracles ! Le concept d'alimentation de vie est ancré sur des fondations solides qui permettent de construire à peu de frais un édifice harmonieux.

■ *Une alimentation à base d'enzymes*

Notre corps a besoin du spectre total des nutriments pour maintenir l'ensemble des fonctions vitales. Seuls les aliments biogéniques (qui génèrent la vie) et bioactifs (qui entretiennent la vie) sont susceptibles de répondre à cet impératif. Ils ont pour caractéristique commune leur état cru avec pour corollaire un impact d'assimilation important. Toute forme de cuisson détruit 100 % des enzymes, 70 % à 80 % des vitamines et rend les protéines 50 % moins assimilables. L'ensemble des processus vivants dépend des enzymes. Elles sont les batteries du corps, les conditions *sine qua non* de toutes les transformations métaboliques (*enzymas* : fermenter, transformer).

Le métabolisme opère de deux manières : par catabolisme, qui dégrade progressivement les glucides, lipides, protides, et par anabolisme, qui construit à partir de ces derniers. Notre état de santé dépend donc de notre fonctionnement métabolique. Un manque d'enzymes peut fortement le perturber. Une alimentation dévitalisée n'en apporte aucune, incitant notre corps à recourir à ses réserves enzymatiques internes, éprouvant ainsi notre système immunitaire par leucocytose digestive (sollicitation excessive des leucocytes).

La disparition des enzymes intervient à une température supérieure à 50 °C environ. Les enzymes transforment l'amidon en sucres simples, les protéines en acides aminés, les graisses en acides gras ; elles permettent en outre la synthèse d'importantes quantités de vitamines, transforment l'acide phytique et libèrent les minéraux. Enfin, par sa richesse en fibres, l'alimentation vivante stimule le péristaltisme en prévenant tout stockage prolongé de nos aliments dans l'organisme.

Le potentiel vital d'un aliment peut aussi être évalué par sa proximité avec l'énergie et la lumière solaire. Seules ces dernières fournissent de l'oxygène à nos aliments par photosynthèse dont les vecteurs (chlorophylle, bêta-carotène, phycobiline) permettent à nos cellules de respirer, atténuant ainsi les effets oxydants et suffocants d'une alimentation dévitalisée, polluée, irradiée.

■ *Une alimentation essentiellement alcaline*

L'alimentation vivante est à composante essentiellement alcaline ; elle inverse le processus d'acidification de l'organisme, généré par nos modes de vie (stress) et d'alimentation (dévitalisation, raffinage, toxiques, chimiques, etc.) actuels. Plus une solution contient d'hydrogène, plus le milieu est acide (pH = potentiel Hydrogène). Un pH de 1 à 6 est considéré comme acide, 7 est neutre, de 8 à 14 de plus en plus alcalin. Différents pH caractérisent le cycle digestif : l'estomac a un pH compris entre 1,6 et 4 car il sécrète de l'acide chlorhydrique, l'intestin grêle a un pH compris entre 7 et 8 car il neutralise l'acidité du chyme (liquide qui résulte de la digestion dans l'estomac) par les sécrétions pancréatiques. Lorsque les aliments sont digérés, ils sont oxydés par le corps et produisent des résidus ou cendres. Si les minéraux qui composent ces derniers sont majoritairement du sodium, du potassium, du calcium et du magnésium, nous nous trouvons face à des aliments résiduels alcalins ; si, par contre, les cendres contiennent du soufre, du phosphore, du chlore et des radicaux biologiques actifs, nous sommes en présence d'aliments résiduels acides. Il convient de distinguer les aliments non métabolisés de ceux qui le sont ; ceux-là, malgré un goût acide (ex. : le citron), peuvent laisser, une fois métabolisés, des cendres alcalines. L'équilibre acido-basique dépend donc des résidus alimentaires métabolisés ; il est tributaire de la qualité acide, neutre ou alcaline de ceux-ci. Plus un aliment dégage de cations (métaux), plus il est alcalinisant ; plus il produit d'anions (métalloïdes), plus il est acidifiant. Un pH sain dépend donc de l'équilibre entre cations et anions.

Globalement, on peut affirmer que les produits animaux, les aliments raffinés et les excitants sont acidifiants, alors que la plupart des légumes, fruits et légumineuses sont alcalinisants. Tous les aliments dévitalisés et transformés sont acidifiants car leur équilibre minéral est perturbé, ce qui entraîne l'apparition d'acides métaboliques par manque d'enzymes, de minéraux ou de vitamines. Un apport massif d'aliments vivants et d'oxygène contribue à l'élimination de ces acides qui entravent les transformations métaboliques. L'alimentation vivante constitue donc un moyen simple et efficace de rétablir l'équilibre des acides et des bases pour permettre au courant vital de passer dans les liquides du corps.

Une alimentation végétale complète

L'alimentation vivante est à base végétale ; son approche requiert donc quelques connaissances préliminaires utiles pour éviter carences, excès et déviances : **consommer des aliments complets, non hybridés, frais, de culture biologique ou bio-dynamique, récoltés à maturité, dont le caractère organoleptique a été respecté.**

Les modes de culture intensifs actuels répondent à des impératifs de productivité et de profit ; ainsi les sols sont-ils « dopés » par différents produits chimiques, et les plantes hybridées, afin d'augmenter leur résistance et leur rendement, ce qui modifie leur structure chromosomique et a une résonance sur la santé cellulaire du consommateur.

Ainsi, par exemple, certains blés de culture industrielle sont-ils à éviter. Il en va de même pour la plupart des fruits dont le contenu en sucre a été dramatiquement augmenté par diverses manipulations (par 12 pour certaines nouvelles variétés de pommes). Diverses affections peuvent en résulter. De plus, la plupart des fruits sont cueillis avant maturité et mûris artificiellement ; ils vont bloquer le processus métabolique, devenir acidifiants par l'apparition massive d'acides métaboliques et provoquer une forte déminéralisation.

De récentes recherches ont prouvé que certaines allergies alimentaires, notamment au gluten, peuvent être atténuées par la consommation d'aliments d'origine et par la sélection de céréales peu acidifiantes qui n'en contiennent pas, telles que millet, sarrasin, quinoa, amarante, pour n'en citer que quelques-unes. La consommation contemporaine massive de produits animaux est un phénomène lié à notre système de production fortement industrialisé.

Les viandes sont réputées riches en protéines. Il est actuellement prouvé qu'une moyenne de 25 à 30 grammes de protéines de qualité satisfont les besoins quotidiens. Un excès de protéines encrasse les capillaires et, par manque d'oxygène, conduit à l'anoxie, à la destruction cellulaire.

L'utilisation systématique d'hormones et d'antibiotiques dans l'élevage industriel contribue aussi à enrayer nos fonctions organiques. De plus, la présence conjointe de toxines et purines qui accompagnent les protides d'origine animale excite le système hormonal et fatigue le cœur.

Enfin, les produits animaux sont souvent riches en mauvaises graisses, cuites de surcroît, dont les effets dévastateurs sont évidents : mauvais cholestérol, obésité, problèmes cardio-vasculaires.

Une consommation équilibrée de produits végétaux (légumes, céréales, légumineuses, algues, fruits) peut amplement satisfaire nos besoins nutritionnels.

Certains aliments fortement concentrés en nutriments, enzymes et chlorophylle sont accessibles à la plupart d'entre nous ; ils complètent à merveille les bases de l'alimentation de vie.

■ *Les aliments germés*

Est une graine germée toute graine dont le métabolisme se réveille au contact de l'eau, de l'air et de la chaleur et qui se met à croître. C'est une technologie primaire et simple qui démultiplie la valeur nutritive de la graine et la rend consommable crue ou à peine cuite. Certaines peuvent servir de condiments savoureux (radis, oignons, poireaux).

Ce qui distingue une graine germée d'une jeune pousse, c'est la présence de chlorophylle dans cette dernière et son stade plus avancé de germination.

La richesse en enzymes des graines germées en fait des aliments prédigérés, ce qui augmente leur coefficient d'assimilation. Les enzymes permettent en effet la synthèse d'importantes quantités de vitamines et elles transforment l'acide phytique contenu dans les graines et les céréales ; ce dernier est un inhibiteur d'enzymes toxique qui empêche l'absorption de certains minéraux.

Toute germination commence par un contact avec l'eau. Le trempage s'avère donc un premier stade indispensable ; il permet de réveiller la graine en éliminant les inhibiteurs d'enzymes qui l'entourent pour la protéger et la conserver. Donc, même lorsqu'un aliment comme une céréale ou une légumineuse est destiné à être cuit, un trempage préalable d'environ 12 heures, suivi d'un rinçage, est très recommandable.

■ *Les algues*

Elles constituent, qu'elles soient d'eau douce ou de mer, un apport nutritif exceptionnel, tant par leur contenu en chlorophylle que par leur structure et concentration enzymatique, vitaminique et minérale. Aliments de base chez les Japonais, elles provoquent un engouement de plus en plus marqué chez nous, notamment auprès de certains chefs qui les utilisent pour leurs vertus tant gustatives que régulatrices. Quant aux algues d'eau douce (*Aphanizomenon flos aquae*, spirulines, chlorelles, etc.), elles se révèlent un condiment de premier ordre.

■ *Les aliments vivants fermentés*

C'est le Dr James Lind qui, en 1700, découvrit la fermentation lactique génératrice de bactéries amies *(Lactobacillus plantarum et Lactobacillus brevis)* qui transforment les sucres et amidons des légumes en acide lactique.

Les effets de la fermentation :

– elle renforce et renouvelle la flore intestinale ;

– elle combat les levures dans l'organisme ;

– elle facilite l'assimilation et la digestion des nutriments (notamment la vitamine B12).

Les légumes fermentés les plus courants sont le chou, la carotte et la betterave. Leur teneur enzymatique est très élevée, mais ils sont légèrement acidifiants, donc à recommander plutôt aux personnes à tendance alcaline ; ils devraient toujours être consommés en début des repas pour ne pas perturber la digestion des autres aliments.

Les légumes lacto-fermentés crus ont un effet dynamisant, une saveur forte et ils constituent un moyen de conservation naturel et économique.

■ *Les aliments déshydratés*

La déshydratation par circulation d'air chaud est aussi un excellent moyen de conservation, très utile aux voyageurs, car elle allège les aliments et réduit leur taille, tout en accentuant leur saveur. Il est important de ne pas dépasser 50 °C lors du processus afin de préserver enzymes et nutriments.

■ *Eau et jus*

L'eau et les jus de jeunes pousses (herbe de blé, sarrasin et tournesol) dits « jus verts », accompagnés de légumes pressés, constituent l'apport liquide de base de l'alimentation de vie.

Notre corps est composé d'environ 70 % d'eau. Nos besoins en eau dépendent de notre mode de vie, de notre âge, de la saison, du climat et de notre alimentation ; plus celle-ci est riche en produits animaux, plus il faudra d'eau pour éliminer toxines, purines, etc.

Il convient de distinguer d'emblée les eaux digestives des eaux curatives. Ces dernières, généralement très minérales, relèvent d'une consommation à court terme, à visée thérapeutique précise. L'eau qui nous intéresse, de consommation courante, doit receler quelques qualités, dont une faible teneur minérale, pour permettre la dissolution et le transport jusqu'aux cellules des minéraux et oligo-éléments métabolisés.

Trois paramètres sont utiles pour évaluer la qualité d'une eau :

– la **résistivité**, qui nous donne la teneur en minéraux ; plus elle est forte, moins l'eau est minérale ;

– la **réaction d'oxydoréduction**, liée à sa teneur en oxygène ;

– le **pH**.

De plus, il convient de se méfier des diverses pollutions qui peuvent affecter l'eau, notamment les nitrates (eaux de surface). Non traités, les légumes et les fruits crus constituent la meilleure source d'eau structurée. L'eau oxygène l'organisme et augmente le pouvoir d'oxydoréduction du sang (antioxydant). Elle revêt une importance aussi primordiale que l'air pour la santé. Différentes techniques de purification de l'eau sont proposées : l'osmose inversée semble plus efficace, car elle préserve, entre autres, les qualités vivantes de l'eau.

La richesse nutritive et oxygénante des jus d'herbe de blé, de sarrasin et de tournesol leur offre une place de choix dans le concept d'alimentation de vie ; ils sont de plus dépourvus de fibres, ce qui les rend très assimilables sans solliciter l'appareil digestif.

■ *Le jeûne*

Il permet d'expulser les toxines et facilite l'autolyse des cellules dégénérées et mortes, par les organes d'élimination (peau, reins, foie, intestins, poumons). Il accomplit un travail de détoxication et de purification.

Ces effets peuvent être amplifiés et accélérés par des lavements intestinaux et occasionnellement par un nettoyage colonique approfondi (hydrothérapie du côlon). Mais un jeûne, surtout s'il est prolongé, nécessite des précautions car certaines éliminations peuvent s'avérer brutales.

Pour quelqu'un qui modifie ses habitudes alimentaires selon les principes de l'alimentation vivante, il est conseillé de jeûner un jour par semaine en absorbant des jus verts et de l'eau pour accéder plus vite à une profonde assimilation.

■ *Quelques combinaisons alimentaires de base*

Savoir quoi manger est un pas primordial vers la santé, mais encore faut-il combiner ses aliments judicieusement. Chaque groupe de nutriments nécessite différentes enzymes, différents temps de digestion, différents pH, différents sucs gastriques, pour une digestion et une assimilation adéquates. Par exemple, les glucides sont déjà prédigérés par l'amylase produite par la salive (importance d'une bonne mastication), alors que les protides sont rendus assimilables par les protéases dans l'estomac, et les graisses par les lipases dans l'intestin grêle. Le but des combinaisons alimentaires, c'est de prévenir toute collusion, toute interférence, toute fatigue dans la digestion des aliments, pour éviter une surcharge de travail à notre appareil digestif, mais surtout les conséquences toxiques engendrées par des aliments peu ou mal digérés (putréfaction).

Globalement, on évitera de mélanger au cours d'un repas :
- protéines et amidon ;
- huiles et protéines ;
- protéines et fruits doux et demi-acides ;
- huiles et fruits doux et demi-acides ;
- fruits et légumes ;
- melon (et famille des melons) avec tout autre aliment.

■ *Quelques conseils pratiques et précautions à prendre*

- Pour stimuler l'activité enzymatique, commencer chaque repas par un mélange de crudités. Le cas échéant, consommer les aliments cuits ensuite.
- Éviter d'absorber des liquides pendant et après les repas et à moins d'1/2 heure de ceux-ci, afin de ne pas interférer dans la digestion par un mélange de sucs gastriques.
- Éviter d'utiliser du sel car il est très acidifiant et hypertenseur ; préférer si nécessaire l'eau de reconstitution des algues séchées ou des condiments à base de soja.
- Le miel, très acidifiant et souvent « édulcoré », peut être remplacé par du sirop d'érable, du stévia ou du jus de canne.
- N'utiliser pour les graisses que des huiles végétales, vierges, biologiques, de première pression à froid. Ne jamais les cuire, car elles deviennent hautement toxiques.
- Consommer des fruits secs et oléagineux toujours préalablement trempés (pendant au moins 11 heures).
- Les fruits, ainsi que les desserts, sont à savourer à grande distance des repas.
- Préférer les pains complets, biologiques et au levain naturel si possible, à base de graines germées et très peu cuits (pains « esséniens »).

• Prendre ses repas à intervalles réguliers dans un environnement positif, propice à une bonne assimilation.

UNE JOURNÉE TYPE :

• **Le matin :** se nourrir exclusivement de liquides tels que jus verts combinés à des jus de légumes, si possible frais.
• **À midi :** une belle crudité accompagnée de graines germées, d'algues et d'un mets protéiné à base d'avocat ou de fruits oléagineux.
• **Le soir :** à nouveau une crudité avec, le cas échéant, une céréale et/ou une légumineuse cuite avec des algues.
Quant aux fruits, les manger l'après-midi.

L'impact écologique et humanitaire

Il me semble opportun de conclure ce passage introductif en abordant un aspect fondamental de l'alimentation vivante : son impact écologique et humanitaire.

Le respect des autres et de la nature passe avant tout par le respect de soi-même. Comment parler d'écologie au sens large si l'on n'est pas à même d'assurer son écologie interne ?

La démarche que propose l'alimentation vivante nécessite une prise en charge active, individuelle et consciente de sa santé. Cette attitude répercutera incontestablement ses effets sur l'extérieur ; ainsi, harmonie, plénitude et paix gagneront du terrain, sans activisme stérile. L'alimentation vivante nous propose de garder la tête claire et l'énergie nécessaire à notre évolution.

La nourriture est l'intermédiaire principal entre nous-mêmes et la nature ; elle a une influence directe sur l'équilibre alimentaire et écologique du monde.

Ainsi, les nombreux gaspillages (eaux, forêts, etc.) suscités par l'exploitation animale à des fins alimentaires constituent la cause essentielle de la malnutrition, qui découle d'un manque de justice et non d'un manque de nourriture.

L'adoption des principes de l'alimentation vivante rassemble les avantages suivants : santé, préservation de la planète, répartition alimentaire équilibrée, respect des animaux.

Peut-être est-il temps de réconcilier la civilisation du déracinement et de l'innovation avec la considération et le respect de la nature.

À ce titre, l'état des lieux agro-alimentaire actuel peut faire frémir : l'économie chimique continue à dégager des chiffres d'affaires colossaux alors que l'effet ravageur des herbicides, pesticides et autres additifs alimentaires est incontestable et reconnu.

Ainsi vont l'élevage et l'industrie de la viande : hormones, antibiotiques complètent le menu quotidien des animaux, augmenté de nitrates, nitrites et phosphates pour la fabrication de produits finis. L'ensemble de ces déviances ôte à notre alimentation son caractère organoleptique originel. Et étant donné que nos cellules sont fabriquées par notre organisme au moyen du métabolisme de nos aliments... Nous sommes donc libres de nous voiler la face, ou d'opter pour un mode de vie sain, générateur d'harmonie, dont le concept d'alimentation vivante, accompagné d'air pur, de soleil, d'exercice modéré et de repos récupérateur, constitue un pilier solide.

L'OXYGÈNE : ÉLIXIR DE VIE

Sans oxygène, aucune vie n'est possible. Il me paraît donc primordial de lui réserver une place de choix au sein de cet ouvrage. Son apparition et sa présence sont liées au processus de photosynthèse qui consiste à transformer l'énergie lumineuse solaire en énergie chimique, la matière inorganique en molécules organiques, à dégager de l'oxygène par l'action conjointe de dioxyde de carbone, d'eau et d'ions, de chlorophylle. L'oxygène est donc libéré lors de la photosynthèse.

Les aliments qui en contiennent le plus, les plus proches de la photosynthèse, les plus riches en pigments assimilateurs, sont les végétaux dits autotrophes, c'est-à-dire capables de synthétiser leurs propres substances organiques carbonées directement à partir de l'énergie solaire. À ce titre, ils s'opposent aux végétaux non chlorophylliens, aux animaux et aux humains qui ne peuvent subsister que grâce à l'apport de substances déjà carbonées ; et qui sont donc hétérotrophes vis-à-vis du carbone.

Les codes alimentaires contemporains sont calqués sur des principes de productivité, de rapidité, de commodité et de diversité. Pour satisfaire ces tendances, de multiples transformations, adjonctions, traitements ont été infligés à nos aliments. Mises à part l'altération et la diminution de leur potentiel nutritif, on assiste à la disparition de leurs principes actifs, dont l'oxygène, les enzymes et les coenzymes, avec pour corollaire des effets dévastateurs au niveau cellulaire et génétique. Plutôt que de nous fournir vitalité, énergie, santé, l'alimentation moderne nous épuise et nous affaiblit. Additionné au fait que l'air que nous respirons contient de moins en moins d'oxygène, il est aisé de comprendre l'importance d'ingérer de façon systématique des aliments riches en enzymes, en pigments, en oxygène, donc purs, complets et crus.

Il y a près de deux siècles, on évaluait le taux d'oxygène à 38 % dans l'atmosphère. À l'heure actuelle, ce dernier est en moyenne de 20 %, avec un record de 9 % dans certaines zones urbaines et industrielles.

Environ 90 % de notre énergie métabolique provient de l'oxygène, les 10 % restants sont répartis entre la nourriture et l'eau. Plus il y a d'oxygène, plus les principes actifs contenus dans notre nourriture dégagent d'énergie métabolique.

Plus l'aliment que nous consommons est proche de l'énergie naturelle du soleil, plus sa valeur nutritionnelle est élevée. Les végétaux crus ayant été en contact direct avec le processus de photosynthèse constituent donc la meilleure source d'oxygène alimentaire. Ils sont riches en électrons, contrairement aux éléments dévitalisés et carnés, car l'énergie solaire a déjà été transformée de la plante à l'animal.

La concentration d'oxygène dans le sang est de 65 % en moyenne avec un nécessaire vital de 52 %. Au-dessus de 80 %, la vitalité augmente ainsi que les phénomènes de détoxination.

Un manque d'oxygène dans les tissus cause l'hypoxie, à l'origine de nombreuses affections dégénératives. **La quantité d'oxygène présente peut être influencée par plusieurs facteurs :**

– l'invasion de toxines qui consomment de l'oxygène par processus catabolique ;

– des déficiences minérales dont celle du fer ; une anémie provoque donc une mauvaise oxygénation du sang ;

– une mauvaise digestion ;

– un comportement boulimique ;

– un excès d'aliments acidifiants qui produit un excès d'ions d'hydrogène ;

– le stress physique et mental qui provoque une sécrétion massive d'adrénaline ;

– les infections et traumatismes physiques ;

– le manque d'exercice et une mauvaise respiration.

COMMENT PRÉSERVER SON POTENTIEL D'OXYGÈNE ?

- par des exercices respiratoires et aérobiques ;
- par la consommation régulière de nourritures riches en oxygène et en antioxydants, comme l'eau, les fruits, les légumes, les algues d'eau douce, les jus verts, les graines et les noix germées...
- par certains traitements oxygénants (ozonothérapie, hyperbariques) ;
- par une vie harmonieuse et peu stressante ;
- par le choix d'un environnement peu pollué avec un air pur et sec.

CLASSIFICATION ORIGINALE DES ALIMENTS

La santé de l'homme dépend de l'harmonie de son rapport avec son environnement. L'un des grands paradoxes contemporains dans les pays industrialisés, c'est que l'homme souffre de carences nutritionnelles provoquées par une alimentation dévitalisée et déséquilibrée, bien que variée. Le Dr Bordeaux Szekely a mis au point une classification des aliments qui est établie non plus en fonction d'un paramètre nutritif quantitatif, mais en fonction du potentiel vital de l'aliment. Ainsi a-t-il distingué :

– les **aliments biogéniques**, qui génèrent la vie, dont la vitalité est accrue par la germination ;

– les **aliments bioactifs** non transformés, tels que fruits et légumes crus, qui soutiennent la vitalité de l'homme.

Les aliments biogéniques et bioactifs contribuent à éliminer les toxines accumulées par un système digestif défaillant et par des habitudes alimentaires destructrices, en accroissant la circulation d'oxygène et la rapidité du métabolisme. Ils préservent notre potentiel enzymatique interne, ainsi que la qualité des acides aminés, des protéines, des graisses et des vitamines ingérées. En outre, ils ne sollicitent pas nos globules blancs, qui restent ainsi disponibles pour la défense de notre organisme ;

– les **aliments biostatiques**, constitués par l'ensemble des aliments cuits ;

– les **aliments biocidiques**, chimiquement traités, raffinés, conditionnés, dévitalisés.

Les aliments biostatiques et biocidiques ont un effet dégénératif sur la santé car les aliments biostatiques ralentissent la vie, et les aliments biocidiques la détruisent.

QUELQUES CONSEILS LIÉS À CETTE CLASSIFICATION

- consommer si possible des aliments proches de leur état naturel, complets, de culture biologique, frais, non conditionnés ou irradiés, éviter un stockage prolongé ;
- favoriser la consommation régulière d'aliments biogéniques et bioactifs ;
- consommer occasionnellement des aliments biostatiques ;
- éviter à tout prix les aliments biocidiques.

Les aliments vivants recèlent de nombreux avantages, dont voici les principaux :

– ils sont vivants ; comme leur nom l'indique, ils n'ont subi aucune altération par traitement, réaction chimique ou de synthèse ;

– ils sont naturels, car ils conservent leur structure atomique et moléculaire originelle ;

– riches en fibres, ils garantissent des mouvements intestinaux et péristaltiques réguliers, évitant tout stockage prolongé qui a pour corollaires constipation, toxémie, surcharge pondérale ;

– ils inversent le processus d'acidification de l'organisme, en rééquilibrant le pH sanguin ;

– ils offrent au corps une grande quantité d'acides aminés essentiels, de graisses non saturées, de minéraux, de vitamines, d'oligo-éléments, d'enzymes et d'hormones végétales ;

– ils préservent les cellules et les tissus du corps en assurant un transport efficace de tous les nutriments dont ils ont besoin par les liquides interstitiels ;

– ils facilitent la digestion ;

– ils ralentissent le vieillissement de nos cellules en augmentant leur charge électrique, leur capacité détoxiquante intrinsèque et leur capacité d'absorption d'oxygène ;

– ils améliorent la biodisponibilité des nutriments ainsi que leur assimilation.

Globalement, ils régénèrent notre force de vie et la santé de notre organisme.

Des expériences, basées sur l'approche de Kervan (transmutation biologique), viennent corroborer ces affirmations. Elles confirment que les aliments vivants dégagent plus d'intensité énergétique grâce à leur proximité avec l'énergie solaire et le processus de photosynthèse.

PHOTOSYNTHÈSE ET PIGMENTS

Les végétaux crus sont riches en pigments, substances qui appartiennent à trois grandes familles : les chlorophylles, les phycobilines et les carotènes. Ces trois types de pigments sont identifiables par leur couleur respective ; verte pour les chlorophylles, bleue pour les phycobilines, rouge pour les carotènes. Ils sont les vecteurs de la photosynthèse, c'est-à-dire de la transformation de l'énergie lumineuse solaire en oxygène, de la matière inorganique en matière organique assimilable. Plus un aliment est pigmenté, plus il est riche en principes actifs qui contribuent à la respiration de nos cellules. C'est pourquoi l'alimentation vivante accorde une place de choix aux aliments verts originels, comme les jus verts et d'herbe de blé, aux jeunes pousses, aux algues (notamment d'eau douce), et aux légumes verts. En effet, les vertus de la chlorophylle sont amplement démontrées.

■ *La chlorophylle, le vert de la vie*

De l'énergie lumineuse à l'énergie chimique

Grâce à la chlorophylle (pigment complexe des cellules foliaires), sous l'influence des radiations lumineuses solaires, en présence d'eau et dans des conditions favorables de température, la plante réalise la synthèse des glucides par assimilation du carbone présent dans l'air sous la forme de gaz carbonique (CO_2), dont l'oxygène (O_2), libéré, est restitué dans l'atmosphère.

Des glucides élaborés par photosynthèse dérivent les corps gras que les végétaux renferment en plus ou moins grande quantité. Toute la vie terrestre dépend donc de ce pigment vert, qui régénère continûment l'atmosphère grâce à l'oxygène libéré lors de la photosynthèse.

La plupart des végétaux contiennent de la chlorophylle (à l'exception des champignons, des bactéries et de certains parasites).

La chlorophylle est localisée dans des organites cytoplasmiques, les chloroplastes, qui sont abondants dans les cellules des parties vertes de la plante et absents des parties non chlorophylliennes (racines, pétales des fleurs, etc.). Leur forme varie en fonction de l'espèce végétale à laquelle la plante se rattache.

C'est uniquement à la lumière que la photosynthèse peut s'opérer; il s'agit d'une réaction photochimique qui s'effectue en deux phases :

- captation de l'énergie lumineuse ;
- transformation de cette dernière en énergie chimique.

Les pigments chlorophylliens sont des chromoprotéines avec un atome de magnésium au centre. Une molécule de chlorophylle se présente comme une sorte de cerf-volant dont le corps est hydrophile et la queue lipophile.

Il existe quatre sortes de chlorophylles qui ne diffèrent que par des détails : l'une est présente chez tous les végétaux, l'autre uniquement chez les végétaux supérieurs et les algues vertes, les deux autres (bactériochlorophylles) chez les algues brunes et rouges.

Parfois, plusieurs molécules de chlorophylle peuvent se souder sous la forme de complexes holochromes qui se caractérisent par leur fort spectre d'absorption des rayons lumineux.

La chlorophylle peut être sujette à une photo-oxydation excessive en cas d'éclairement trop intense ; les caroténoïdes sont là pour l'en protéger. L'abondance des principaux pigments dans tel ou tel végétal dépend de l'espèce, du lieu, des saisons, des filtres naturels, de la température et de l'intensité lumineuse.

Le sang végétal

La chlorophylle et l'hémoglobine ne diffèrent que par un atome : la chlorophylle contient du magnésium dans son noyau, tandis que l'hémoglobine possède du fer. La chlorophylle est aussi indispensable au végétal que l'hémoglobine (elle aussi agent transporteur d'oxygène) l'est à l'animal supérieur. Sans chlorophylle, il n'est pas de vie sur terre, pas de plantes, pas d'animaux et pas d'êtres humains.

Mais ces derniers, dans la course anthropocentrique effrénée de ce siècle, ont négligé ce poumon de vie indispensable : déforestations systématiques, pollutions des écosystèmes, emploi généralisé de produits toxiques, cultures intensives.

Les conséquences de ces abus ont été multiples : diminution globale du taux d'oxygène, effet de serre, disparition d'espèces végétales, avec pour corollaire une forte oxydation moléculaire, des mutations génétiques et une forte recrudescence d'affections dégénératives.

Les deux seules sources d'oxygène dont dispose l'homme sont l'air qu'il respire et les aliments qu'il ingère. Si le manque ou l'absence du premier se ressent rapidement et de façon évidente, une carence d'oxygène dans les seconds est plus sournoise, mais non moins dommageable.

Chlorophylle et alimentation

Les codes alimentaires contemporains sont calqués sur les principes de productivité, de rapidité, de commodité et de diversité qui caractérisent nos sociétés de consommation à outrance. Pour satisfaire ces tendances, de multiples transformations, adjonctions, traitements ont été infligés à nos aliments.

Il en résulte une forte altération et diminution de leur potentiel nutritif, la disparition de leurs principes actifs (enzymes, coenzymes, oxygène), de dangereuses modifications moléculaires les rendant toxiques avec effets dévastateurs au niveau cellulaire et génétique. Plutôt que de nous fournir vitalité, énergie, santé, l'alimentation moderne nous épuise et nous affaiblit. Si l'on ajoute le fait que l'air que nous respirons contient de moins en moins d'oxygène, il est aisé de comprendre l'importance d'ingérer de façon systématique des aliments purs, vivants (crus), riches en enzymes et en oxygène, donc en chlorophylle.

Tout commence avec l'activation par le soleil de la chlorophylle dans les cellules des plantes. La chlorophylle énergétisée, qui contient la vibration holographique de toute la plante, est capable de transférer son énergie de résonance et son information dans le champ électromagnétique du fer de l'hémoglobine. Les globules rouges nouvellement programmés et énergétisés repartent vers le système osseux. L'os amplifie les vibrations et les transmet au reste du système. L'hémoglobine et les globules rouges transfèrent également l'énergie résonante des plantes directement aux cellules et tissus grâce au processus de résonance de leur propre champ électromagnétique, qui la transmet au reste du corps, restaurant et assurant l'équilibre des méridiens. Notre corps éthérique (énergétique) rééquilibré favorise une assimilation optimale de tous les nutriments nécessaires à notre santé.

Plus l'aliment que nous consommons est proche de l'énergie naturelle du soleil, plus sa valeur nutritionnelle est élevée. Les végétaux crus ayant été en contact direct avec le processus de photosynthèse constituent donc la meilleure source de principes actifs. On les qualifie de « végétaux supérieurs » car ils contiennent parfois près de 70 % de chlorophylle (ex : herbe de blé, certaines algues ou jeunes pousses). Il est encourageant de constater l'apparition récente sous forme concentrée, vivante et synergique, de végétaux supérieurs tels que jus d'herbe de blé, algues bleu-vert et jeunes pousses ; leur conditionnement les rend accessibles à toute personne sensibilisée à ce retour à la quintessence de l'alimentation.

On prête à la chlorophylle de nombreuses vertus, dont une très haute teneur en magnésium (qui facilite l'utilisation du calcium), et d'autres nutriments. Elle participe aussi à la détoxication de l'organisme, elle renforce l'ensemble de nos systèmes, elle diminue la fatigue et les troubles de la mémoire, elle améliore la digestion, elle régénère la flore intestinale et stimule le péristaltisme, elle agit comme un antiseptique, elle facilite l'élimination de l'acide urique et des problèmes de rétentions d'eau, elle contient de nombreux éléments nécessaires à l'élaboration du sang, elle équilibre la balance acido-basique (pH) du corps.

La chlorophylle s'inscrit donc comme un élément fondamental du programme d'alimentation vivante qui favorise l'équilibre de l'individu, tant au niveau physiologique, mental que spirituel.

LES ENZYMES, CATALYSEURS DE LA VIE

Par définition, notre alimentation contient des enzymes puisque ces dernières permettent toute manifestation de la vie sur Terre. On en compte plusieurs milliers qui s'activent dans notre corps. Elles assurent le mouvement de nos muscles, elles stimulent nos nerfs, elles garantissent nos battements de cœur, notre respiration, notre pensée, et digèrent nos aliments. Elles contribuent donc, avec les coenzymes, au transfert des électrons par l'hydrogène qu'elles transportent ; elles pérennisent tous les principes dynamiques qui régissent notre organisme, avec pour effets un impact d'assimilation important et une vitalité augmentée.

■ *Les précieux auxiliaires de la digestion*

Elles transforment nos aliments en particules assez réduites pour passer dans le sang à travers les villosités de la paroi intestinale et contribuer à la construction des muscles, des nerfs, du sang et des glandes. Elles aident au stockage du sucre dans le foie et les muscles, transforment la graisse en tissus adipeux. Elles favorisent l'élimination des déchets métaboliques et des toxines notamment par l'urine (urée) et les poumons (dioxyde de carbone). Bien que chaque type d'enzyme remplisse une fonction spécifique, toutes ont en commun la transformation d'une substance en une autre.

On divise les enzymes en trois groupes ; les trois s'activent en présence de molécules protéiques, qui servent au transport de l'activité enzymatique.

Les familles d'enzymes se définissent ainsi :

– Les **enzymes digestives** qui sont fabriquées et sécrétées par le système digestif pour digérer les aliments.

– Les **enzymes métaboliques**, qui sont présentes dans nos cellules, tissus, organes ; elles agissent en catalyseurs biochimiques immédiats de notre fonctionnement cellulaire.

– Les **enzymes alimentaires**, fournies par les aliments crus, et qui commencent l'action digestive. Notre sujet nous dirige naturellement vers une étude approfondie de celles-ci.

Grâce aux travaux du Dr Howell, qui œuvra en précurseur au début du siècle, nous comprenons aujourd'hui la nécessité et l'importance d'un apport enzymatique alimentaire conséquent. Seuls les aliments crus contiennent des enzymes telles que la protéase, l'amylase, la lipase et la cellulase, qui contribuent respectivement à la digestion des protéines, des hydrates de carbone, des graisses et d'une partie des fibres. Elles interviennent déjà dans le milieu humide et chaud de la bouche grâce à la mastication. Activées, elles assurent la prédigestion avant d'atteindre le haut estomac, où elles travaillent pendant environ une heure avant d'être mises en sommeil dans l'univers acide de l'estomac, lorsqu'interviennent les sécrétions gastriques. Elles se réveillent ensuite dans l'environnement alcalin de l'intestin grêle, pour contribuer aux ultimes phases de la digestion. Lorsque les aliments sont cuits, en revanche, toute la digestion doit être assurée par notre potentiel enzymatique digestif interne, qui s'épuise rapidement lorsqu'il est soumis continuellement à la présence d'aliments dévitalisés. Des problèmes de poids (la « bedaine de 50 ans ») et de digestion en découlent. En effet, les enzymes alimentaires sont entièrement détruites à une température supérieure à environ 50 °C, quel que soit le temps d'exposition à la chaleur. De plus, nos globules blancs sont appelés en nombre, car les aliments cuits, contrairement aux aliments crus, sont identifiés comme des corps étrangers non prédigérés contre lesquels notre système de défense doit intervenir (leucocytose digestive).

Néanmoins, les aliments vivants ne contiennent que les enzymes nécessaires à leur propre digestion. Si, dans certains cas de fatigue immunitaire intense, il convient d'adopter une alimentation essentiellement crue, dans les autres, une alimentation équilibrée entre le cru majoritaire et le cuit minoritaire peut satisfaire aux exigences de la santé. Pour ceux qui connaissent des difficultés digestives, il existe des compléments enzymatiques végétaux, qui peuvent pallier ces dysfonctionnements et les désagréments qui en résultent, identifiés notamment par une baisse d'énergie postprandiale.

■ *Coenzymes et compléments*

Sans les coenzymes présentes dans les aliments crus, les enzymes ne fonctionneraient pas. En effet, en l'absence de certains minéraux et vitamines dans la structure enzymatique, l'activité des enzymes se retrouverait réduite à néant. D'où l'importance d'accompagner ces compléments enzymatiques par une alimentation variée et riche en nutriments de qualité.

COMMENT PRÉSERVER ET RESTAURER NOS FONCTIONS ENZYMATIQUES

- consommer des aliments crus ;
- consommer des compléments enzymatiques lorsque nous ingérons des aliments cuits ; ces derniers ralentissent notre métabolisme digestif ainsi que le temps de passage des aliments dans notre appareil, ce qui entraîne l'émergence de fermentations putrides et leur cortège de toxines.

Une alimentation riche en enzymes constitue un excellent moyen de préserver notre force vitale, en évitant de trop solliciter nos organes sécréteurs d'enzymes, notamment le pancréas. C'est pendant la première heure de la digestion que la majeure partie de nos aliments est « autoprédigérée » par ses enzymes. Cela se passe dans la partie supérieure de l'estomac. Ensuite, le pancréas sécrète ses enzymes digestives des protéines, graisses et amidons. Si la première phase n'est que partiellement achevée par un apport enzymatique insuffisant, alors notre pancréas et notre potentiel enzymatique interne, trop sollicités, s'épuisent. Afin de conserver notre santé, faisons en sorte que notre prédigestion soit harmonieuse en consommant une majorité d'aliments crus et, le cas échéant, des compléments à base d'enzymes.

Ceux-ci stimulent notre digestion dans la partie supérieure de l'appareil digestif (bouche, haut estomac), préservant ainsi l'intégrité, la force, les défenses de notre organisme et ils minimisent le recours à notre potentiel enzymatique interne. Cette prédigestion améliore l'assimilation des hydrates de carbone, des amidons (par l'amylase), des protéines (par les protéases) et des graisses (par les lipases). Elle prévient la remontée massive de toxines dans notre flux sanguin, provoquée par des nutriments peu, mal ou pas digérés ; stockés et collés à la paroi intestinale, ces déchets métaboliques en surnombre en affectent la perméabilité.

Certains aliments, surtout les graines germées et les aliments lactofermentés, sont prédigérés en l'état. Ils doivent leur spécificité au fait qu'ils contiennent de nombreuses enzymes qui augmentent leur coefficient d'assimilation. En revanche, toutes les noix, graines, céréales et légumineuses ne contiennent plus aucune enzyme. Ces dernières ont été endormies par des inhibiteurs chargés de bloquer tout mouvement métabolique, pour éviter que ces aliments fermentent et pourrissent. Consommés tels quels, ils sont donc indigestes, voire toxiques. L'apparition d'aphtes après l'ingestion de noix constitue l'un des symptômes les plus répandus. Mais la nature a prévu le moyen de remédier à ces inconvénients, par un trempage de quelques heures (8 à 12) préalable à la consommation crue, à la germination ou à la cuisson de l'aliment. Par ce procédé simple et peu coûteux, les enzymes sont tirées de leur sommeil, la vie réactivée.

■ *Des bienfaits multiples*

Si les enzymes aident la digestion, elles remplissent aussi d'autres fonctions métaboliques. Leur omniprésence dans les tissus nous protège notamment de prises de poids démesurées. Des carences enzymatiques en lipases engendrent souvent des problèmes pondéraux. Les expériences conduites par le Dr David Galton sur des sujets obèses ont démontré que leurs tissus manquaient de lipases. Ainsi, les graisses stagnaient et s'accumulaient dans leurs artères et organes.

Ces carences sont souvent le fruit d'une alimentation dévitalisée, exempte de lipases, enzymes indispensables à la digestion des graisses, à leur utilisation comme carburant, et à leur juste répartition dans l'organisme. Ainsi, l'ensemble des calories cuites, privées des enzymes nécessaires à leur digestion se transforme en graisses envahissantes, qui déséquilibrent l'ensemble de nos systèmes, notamment circulatoire, endocrinien et hormonal. Par contre, les calories crues, très digestes car gorgées d'enzymes, favorisent le maintien d'un poids adéquat.

Une consommation régulière d'aliments crus accompagnée de suppléments enzymatiques est vivement recommandée aux personnes déficientes en enzymes ; elles devraient, de plus, éviter de trop solliciter leur appareil digestif par des grignotages répétés.

L'action régulatrice des enzymes se mesure aussi par leur efficacité détoxiquante et purificatrice de l'organisme. Plusieurs méthodes peuvent être pratiquées pour procéder au nettoyage du corps : le jeûne, les lavements, une alimentation végétale et hypotoxique, les drainages, les cures de raisin, etc. Les enzymes contribuent à potentialiser ces méthodes en accélérant le processus.

Les aliments peu ou mal digérés nous encrassent. Les molécules pénètrent dans le sang. Si, de plus, ce dernier manque d'enzymes, l'intoxication s'installe et perturbe l'ensemble de nos fonctions à cause du stockage néfaste et prolongé de déchets non métabolisés (dont le cholestérol, lors d'une carence en lipases). Une alimentation riche en enzymes contribue donc fortement à la purification du corps.

■ *Enzymes animales ou enzymes végétales ?*

Les enzymes sont sensibles au climat acide et/ou alcalin (pH) des milieux qu'elles traversent lors de la digestion. Nos organes digestifs sécrètent différentes enzymes capables de résister aux pH ambiants. Notre estomac commence la digestion des protéines à l'aide de la pepsine, qui ne travaille qu'en présence de suc gastrique acide. L'intestin grêle prend le relais avec la trypsine, sécrétée par le pancréas, puisque la pepsine a été neutralisée par l'univers alcalin de l'intestin. Notre organisme digère donc les protides dans le milieu acide de l'estomac et alcalin de l'intestin, par l'intervention d'enzymes spécifiques. Le pancréas sécrète aussi de l'amylase et de la lipase dans l'intestin grêle pour digérer les lipides et achever la digestion des hydrates de carbone, puisque leur prédigestion commence dans la bouche par l'émission salivaire de ptyaline.

Lors de la mise au point de compléments enzymatiques, une controverse a surgi : fallait-il préférer les enzymes de souche animale, essentiellement pancréatique, à celles de souche végétale ? C'est l'observation de leur résistance respective à différents pH digestifs qui a apporté la solution.

Les enzymes de provenance animale ont un spectre d'action limité à leur fonction spécifique. Si elles sont activées dans un milieu alcalin, elles sont inactivées dans un milieu acide, et *vice versa*. En revanche, les enzymes végétales, extraites de certains champignons cultivés sur des souches de blé, de son ou de soja, se révèlent résistantes à des variations acido-basiques beaucoup plus larges. Tout au plus, certaines s'endorment-elles dans un milieu, pour se réveiller plus tard et achever leur travail de digestion. Elles ont pour nom protéase, lipase, amylase et cellulase. Ainsi convient-il généralement de les préférer aux préparations animales.

DÉTOXINATION ET DÉTOXICATION REVITALISANTES

Une des caractéristiques majeures de l'alimentation vivante, c'est son pouvoir détoxinant et détoxiquant. **La consommation massive d'enzymes, d'oxygène, de chlorophylle dans la nourriture et les jus, est soutenue par :**

- la pratique régulière d'un jeûne liquide,
- des combinaisons alimentaires étudiées,
- un rééquilibrage de la balance acido-basique,
- une pratique régulière d'exercices adaptés,
- une exposition au soleil raisonnable,
- des drainages manuels,
- des techniques d'hygiène interne.

Afin d'éviter une confusion répandue, il est important de distinguer :

- l'**intoxination**, qui résulte d'une accumulation de toxines dans notre organisme, et
- l'**intoxication**, fruit de l'invasion de produits toxiques.

Notre organisme est préparé à éliminer un certain nombre de toxines, par l'intermédiaire des organes émonctoires que sont le foie, les poumons, les reins, la peau et les intestins. La majorité des toxines est générée par notre activité métabolique digestive.

Le problème surgit lorsque, submergé de toxines, notre organisme devient incapable de les éliminer toutes. **Alors survient un état d'intoxination, souvent causé par :**

– une suralimentation déséquilibrée, dont les résidus mal digérés pourrissent sur place et créent un environnement toxique,

– l'ingestion d'aliments dévitalisés, transformés, raffinés, dont les calories vides et l'indigence nutritionnelle induisent des comportements alimentaires pathologiques,

– le stress qui déstabilise l'instinct et l'ensemble de nos systèmes.

Quant à l'intoxication, elle résulte de l'agression de notre organisme par des produits toxiques issus :

– soit d'un environnement pollué qui contamine les aliments (eau, air, terre),

– soit de produits toxiques dont nous aspergeons les cultures (pesticides, insecticides, fongicides, herbicides et engrais chimiques) et nourrissons de nombreux animaux (antibiotiques, hormones),

– soit des molécules et produits chimiques que nous ingérons (médicaments, agents conservateurs, colorants et autres additifs), que nous appliquons (produits cosmétiques), ou que nous respirons (tabac, gaz de voiture, fumées industrielles).

Ce constat posé, l'adoption d'une alimentation vivante, accompagnée de thérapies douces, peut contribuer fortement à prévenir les graves conséquences cellulaires d'une intoxination ou d'une intoxication prolongées. Je ne développerai ici que quelques traitements adjuvants à l'alimentation, car cette dernière, qui permet la purification de l'organisme, resurgit tout au long de l'ouvrage.

■ *Irrigation colonique et lavements*

Notre côlon se situe à l'extrémité de notre appareil digestif. Il a pour tâche essentielle l'expulsion des déchets non métabolisés. Contrairement aux autres organes du tube digestif, il ne sécrète aucun suc digestif. Sa flore bactérienne transforme la cellulose en glucose assimilable, produit des vitamines (B et K) et livre une guerre sans merci aux bactéries et germes pathogènes. La rapidité et l'efficacité du transit intestinal dépendent de la fréquence et de la qualité de ses mouvements contractiles (péristaltisme). **Les causes d'un mauvais fonctionnement intestinal se résument ainsi :**

– une alimentation dévitalisée, déséquilibrée, raffinée, polluée, carencée en nutriments de qualité et en fibres,

– le stress alimentaire, qui se manifeste sous la forme d'excès quantitatifs lors de repas pris à la va-vite, sans mastication suffisante,

– le manque d'exercice, qui ralentit le péristaltisme, offrant aux aliments la possibilité de séjourner trop longtemps dans notre organisme.

L'ensemble de ces attitudes contre nature provoque :

– constipation chronique,

– développement de bactéries et germes pathogènes,

– fermentation et intoxination,

– irritations de la muqueuse intestinale,

– dessèchement des déchets qui se collent à la paroi intestinale,

– réduction de l'absorption de l'eau et des nutriments à travers les villosités de cette même paroi.

Globalement, on constate une baisse de l'énergie vitale, et un cortège de troubles qui peuvent s'avérer graves.

COMMENT REMÉDIER À UN MAUVAIS FONCTIONNEMENT INTESTINAL

- consommer plus de fibres, dont les aliments vivants sont riches (légumes, fruits, graines germées, céréales),
- manger dans un contexte déstressé,
- s'imposer un exercice physique quotidien, adapté à ses forces.

Mais hélas, bien souvent, ces sages préceptes ne suffisent pas. Ils sont rendus peu efficaces par un passé si toxique que l'intervention de techniques telles que l'irrigation colonique et les lavements s'imposent. L'irrigation colonique consiste à éliminer, par pulsion d'eau dans le côlon, les résidus séchés qui l'envahissent, restaurant ainsi le péristaltisme et la perméabilité de la paroi. Le métabolisme, l'état général et l'assimilation des nutriments s'en trouvent améliorés. Cette technique est de plus en plus pratiquée par de nombreux thérapeutes et médecins qui s'accordent à penser qu'un côlon encombré est la source de multiples maux. Quant aux lavements, il s'agit de mini-irrigations que chacun peu pratiquer seul, mais dont le spectre d'action est limité à la partie terminale du côlon. Ils constituent une sorte de « service après-vente » de l'irrigation. Ces deux techniques s'inscrivent de plain-pied dans notre concept alimentaire, puisqu'elles accélèrent les phénomènes de détoxination et de détoxication, et permettent à notre organisme de bénéficier d'un maximum de nutriments de qualité.

■ *Bactéries amies*

La santé de notre flore intestinale dépend de la qualité des micro-organismes qui la peuplent. Il faut donc lui offrir la possibilité de combattre les effets dévastateurs des bactéries pathogènes en les éliminant. Les bactéries lactiques y contribuent.

Les bactéries, à l'instar des levures et des moisissures, sont des micro-organismes à noyau diffus, qui ne contiennent pas de chlorophylle et se reproduisent par scissiparité. Elles se développent partout à une température comprise entre 30 °C et 40 °C et font preuve d'une extraordinaire capacité d'adaptation.

Certaines bactéries, qui possèdent une activité enzymatique intense, sont utilisées pour la fermentation, devenant ainsi des agents de la digestion intestinale. Elles agissent à la fois comme décomposeur de la matière organique et comme minéralisateur.

De plus, on distingue les bactéries aérobies des bactéries anaérobies. Les premières ont besoin d'oxygène libre pour survivre et se développer alors que les secondes peuvent s'en passer. En transformant certaines matières organiques, les enzymes sécrétées par les bactéries génèrent le processus de fermentation.

Ces principes étant posés, nous allons nous attacher à ne considérer qu'un type de fermentation bactériologique, la fermentation lactique (la fermentation alcoolique utilise les levures, et la production d'antibiotiques, les moisissures).

Les **lactobacilles** sont des constituants bactériens essentiels de la flore intestinale des mammifères. La fermentation lactique transforme les sucres en acide lactique grâce à l'intervention des lactobacilles. L'acide lactique existe sous deux formes opposées :

– **l'acide + lactique (L-lactique)**, qui se rencontre dans de nombreuses plantes et qui est produit par la fermentation pour régénérer la flore intestinale ;

– **l'acide – lactique (D-lactique)**, qui se développe à l'intérieur des organismes vivants, au cours de la dégradation anaérobique du glucose, et qui peut induire des troubles musculaires lorsqu'il est présent en trop grande quantité dans l'organisme.

Les ferments lactiques modifient donc favorablement la flore intestinale. Ils sont utilisés pour prévenir et réparer les troubles digestifs dus à une alimentation dénaturée, désordonnée, toxique, ainsi qu'au stress et aux effets des antibiotiques qui détruisent sans distinction l'intégralité de la flore intestinale. Les lactobacilles (L-) ne s'attaquent qu'aux bactéries pathogènes et toxiques présentes dans l'intestin.

Notre mode de vie et nos habitudes alimentaires occasionnent souvent des troubles intestinaux dus à la présence massive de nutriments mal métabolisés, donc incapables de franchir la paroi intestinale. Leur stagnation dans l'intestin provoque la putréfaction, et l'apparition de bactéries pathogènes toxiques. Celles-ci détruisent les bactéries amicales présentes, et renvoient dans l'organisme de dangereuses toxines à travers les canaux sanguins. Pour remédier à cette situation, les lactobacilles, notamment le *Lactobacillus acidofilus*, constituent des appuis de choix en plus des techniques d'hygiène interne susmentionnées. Il existe aujourd'hui des compléments concentrés de bactéries amicales dont le *Lactobacillus acidofilus*, de source purement végétale. Ils complètent à merveille le nettoyage opéré tant par les aliments vivants que par les différentes techniques décrites.

On prête aux bactéries lactiques certaines qualités dont les facultés suivantes :

– faciliter la digestion, l'absorption des protéines et des graisses,

– augmenter l'absorption et la rétention de certains minéraux,

– réduire l'intensité des symptômes d'allergie au lait,

– et enfin favoriser la fabrication de certaines vitamines, dont les B et la K.

■ *Le jeûne*

Tout au long de l'histoire humaine, le jeûne a été reconnu comme un moyen très efficace de détoxiner et de désintoxiquer l'organisme. Son but est de provoquer l'autolyse du corps, c'est-à-dire la désintégration et l'élimination des cellules et des tissus en surplus, malades, abîmés, âgés ou morts. Ce processus s'enclenche généralement après deux ou trois jours d'abstinence alimentaire. Le jeûne permet de récupérer et de recharger son énergie vitale par une action à large spectre.

– Il assure une régulation pondérale, surtout s'il est pratiqué en alternance avec la consommation d'aliments vivants. Ces derniers, riches en enzymes, provoquent en effet une meilleure assimilation des nutriments, et réduisent le bol alimentaire. Pour obtenir des résultats fiables et durables, il est conseillé de pratiquer un jeûne long, ponctuellement « rappelé » par un jour de jeûne hebdomadaire, afin de reposer l'organisme régulièrement et de reprogrammer progressivement nos habitudes nutritionnelles.

– Il nous aide à nous débarrasser des dépendances alimentaires et autres toxicomanies (alcool, café, cigarettes, médicaments, etc.). Il y contribue par l'élimination des toxines, par celle de la mémoire toxique des cellules, et ce, après quelques jours de jeûne. En effet, moins on est toxique, moins on ressent le besoin de s'intoxiquer, plus notre instinct nous dirige vers des goûts et des saveurs naturels, tels que les fruits, les légumes, les graines germées, les jeunes pousses, les céréales.

– Il ouvre la voie à une alimentation et un mode de vie plus sains.

– Enfin, il stimule la construction de nos bonnes cellules, et la régénération des tissus.

Certains préconisent le jeûne hydrique, d'autres le jeûne à base de jus frais. J'ai opté pour ce dernier, car les jus frais contiennent des enzymes qui accélèrent le processus de nettoyage, tout en prévenant une crise d'élimination majeure. En effet, ne consommer que de l'eau peut occasionner une élimination de toxines si rapide et importante que notre métabolisme, trop déstabilisé, provoque des troubles à la limite du supportable. Puisque les jus contiennent des minéraux, des vitamines et des enzymes, nous continuons à être nourris, sans toutefois solliciter notre appareil digestif et notre potentiel enzymatique interne. De plus, leur caractère alcalin neutralise les conditions acides et rééquilibre ainsi la balance acido-basique.

Les jus verts, à base d'herbe de blé, de kamut, d'alfalfa, d'orge, de jeunes pousses telles que le sarrasin et le tournesol, constituent le *nec plus ultra* pour accompagner un jeûne grâce à leur richesse minérale, chlorophyllienne et enzymatique. Toutefois, les jus de légumes et de fruits naturels fraîchement pressés, peuvent aussi nous satisfaire. Quoi qu'il en soit, avant d'entreprendre un jeûne, il est indispensable de s'adresser à un praticien thérapeute et médecin, car il se peut que des contre-indications formelles surgissent chez certains.

L'eau, les fibres, le soleil et l'exercice physique contribuent au nettoyage du corps, surtout lorsqu'ils s'ajoutent à une alimentation saine et vivante.

■ *L'eau*

Après l'oxygène, l'eau représente le nutriment le plus indispensable à notre survie. Notre corps contient entre 65 % et 70 % d'eau (nos muscles 75 %, notre cerveau 90 %, notre foie 69 % et nos os 22 %). Tous nos aliments en recèlent en quantités variables, avec une moyenne de 85 % pour les fruits et les légumes. La dégradation métabolique de nos aliments entraîne la formation de nombreux déchets qu'il faut impérativement éliminer pour empêcher de graves intoxinations et intoxications. Les selles et les urines constituent les deux grandes voies de cette élimination. Leur qualité, leur fréquence et leur composition dépendent de la présence de fibres végétales pour les selles, et d'eau pour les urines. Un adulte de constitution moyenne devrait consommer environ trois litres d'eau par jour, dont près de la moitié fournie par les aliments. Mais encore faut-il que cette eau soit d'excellente qualité, ce qui, à l'heure actuelle, relève d'un idéal difficile à satisfaire. L'eau que nous utilisons provient soit du sous-sol, par l'intermédiaire de sources et de puits, soit des rivières et des lacs qui évoluent en surface. Aujourd'hui, les cours d'eau et les nappes phréatiques sont de plus en plus contaminés par des produits chimiques, les pluies acides, les égouts, les herbicides, les pesticides, l'addition de chlore et de fluor, et les résidus radioactifs. Aussi les eaux vierges, susceptibles de remplir leurs fonctions purificatrices, se font-elles de plus en plus rares. Face à ce phénomène contemporain, différentes parades, sous forme de techniques d'amélioration de la qualité de l'eau, ont été mises au point. La plus marquante, bien que non développée à cette fin, reste le retour à une agriculture respectueuse de la nature et de ses rythmes. Ses nombreux avantages nutritionnels mis à part, elle fournit à nos aliments de l'eau structurée, la meilleure qui soit.

La mauvaise qualité de l'eau courante incite la partie favorisée de la population à acheter de l'eau de source ou minérale, dont la pureté est tributaire de l'emballage.

Il convient de distinguer les eaux minérales des eaux de source :

– sont dites **minérales** les eaux dont le contenu minéral est élevé. Elles ont pour but de minéraliser l'organisme et de stimuler certaines fonctions. Elles sont souvent utilisées à des fins thérapeutiques sur une durée limitée;

– sont dites **de source** les eaux à faible teneur minérale, de consommation courante, considérées uniquement pour leur valeur hydratante et leur contribution à l'équilibre osmotique du corps.

Comme je l'ai mentionné plus haut, l'eau structurée est la meilleure. Elle s'oppose à l'eau déstructurée, dont la structure moléculaire (chaîne d'atomes d'hydrogène et d'oxygène) a été modifiée par diverses agressions chimiques ou par simple ébullition. L'eau qui habite les cellules des végétaux crus est biologiquement vivante et active. Certains chercheurs se sont penchés sur la technique la plus probante de purification de l'eau. Ainsi a-t-on vu naître des procédés tels que le filtrage au charbon, la distillation, l'osmose inversée. Toutes améliorent la qualité de l'eau, sous un angle spécifique, mais aucune n'est réellement satisfaisante. Néanmoins, l'osmose inversée est celle qui respecte le mieux la structure biologique de l'eau, sans toutefois en retirer toutes les impuretés. Elle présente aussi l'avantage de consommer peu d'énergie et d'être facile à installer chez les particuliers.

■ *Les fibres*

L'alimentation vivante apporte de nombreuses fibres. Leur résurgence récente parmi les préoccupations des nutritionnistes est liée au fait que l'alimentation standard occidentale, composée essentiellement d'aliments dévitalisés, raffinés, d'origine animale, riches en graisses et en sucres, n'en contient quasiment plus. De nombreuses affections, parfois graves, en découlent. On recense quatre types de fibres, divisés en deux groupes : cellulose et hémicellulose, pectine et lignine. On les trouve dans la paroi cellulaire des végétaux, particulièrement les céréales, les légumes et les fruits. Contrairement aux ruminants, l'homme ne possède pas les enzymes nécessaires à la digestion de ces fibres, bien qu'une partie soit quand même transformée par les bactéries qui peuplent notre intestin (cf. la partie

« Bactéries amies »). Toutes les fibres ont une action commune, elles accélèrent le transit intestinal, donc l'évacuation de déchets et de toxines. La cellulose et l'hémicellulose se distinguent par leur effet sur la consistance des selles et le drainage de résidus chimiques. La pectine et la lignine, localisées principalement dans les fruits, accrochent les résidus biliaires pour les éliminer, prévenant ainsi l'apparition de cholestérol. Mais une consommation exagérée de fibres peut s'avérer préjudiciable. Un excès de lignine, associée à la cellulose, peut irriter la muqueuse intestinale et créer des gaz. Il arrive aussi que les fibres drainent des minéraux utiles à notre organisme, avant leur assimilation. Le meilleur moyen de remédier à ces inconvénients, le cas échéant, consiste à retirer la paroi cellulaire de certains aliments et/ou à consommer fruits et légumes sous forme de jus.

■ *Air, soleil, exercice*

Si je parle de l'air, du soleil et de l'exercice physique dans le même paragraphe, c'est à la fois parce qu'ils sont complémentaires et parce qu'ils ont des effets similaires.

L'air et l'importance de sa qualité ont été étudiés dans le chapitre relatif à l'oxygène. C'est pourquoi je ne l'aborde ici que sous l'angle de la respiration. Respirer du bon air correctement, c'est-à-dire à pleins poumons, en pratiquant la respiration abdominale, est l'une des clefs, avec l'exercice physique et une exposition solaire modérée, d'une bonne oxygénation du sang, donc de la prévention d'invasions toxiques. N'oublions pas que notre peau respire ! La qualité des fibres qui composent nos vêtements revêt à ce titre une importance capitale. Les fibres synthétiques nous asphyxient, alors que les fibres naturelles permettent aux échanges de s'opérer correctement. Des techniques d'hygiène externe, telles que le sauna, le jacuzzi, les massages au gant de crin, les bains salés, contribuent à améliorer la qualité respiratoire de la peau.

L'exposition solaire doit être modérée, et pratiquée surtout lorsque le soleil n'est pas à son zénith. On prête au soleil de nombreuses vertus, parmi lesquelles la régularisation de la pression sanguine et du taux de sucre dans le sang, l'amélioration de la digestion, le renforcement de nos défenses et la synthèse de la vitamine D, qui est censée renforcer nos os. De plus, il accélère le métabolisme, donc la décontamination et l'élimination d'agents toxiques et chimiques, en augmentant le nombre d'enzymes draineuses. Il permet une meilleure biodisponibilité des oligo-éléments dans notre organisme.

Quant à l'exercice physique, il favorise aussi notre hygiène interne, en accélérant le métabolisme, l'oxygénation du sang et les mouvements péristaltiques.

Je conclurai ce chapitre relatif à la détoxination et à la détoxication de notre organisme en précisant que cette approche physiologique constitue l'un des piliers de la santé, mais que l'homme a aussi une vie psychique et spirituelle dont l'hygiène ne saurait être négligée.

BASES DE VIE

■ *Le rôle du pH sanguin*

Notre alimentation a une influence prépondérante sur l'équilibre acido-basique, qui se régule afin de maintenir la stabilité du pH sanguin à environ 7,4. Ce processus porte le nom d'**homéostasie** ; y participent l'ensemble de nos systèmes, tissus et liquides, puisqu'ils ont tous un pH capable de varier un peu pour maintenir celui du sang. Mais, lorsque l'un d'eux est trop ou mal sollicité, une pathologie plus ou moins grave peut s'installer.

L'état de notre pH sanguin dépend de la qualité de notre digestion. En effet, lorsque notre système digestif fonctionne normalement, la plupart des électrolytes et des nutriments absorbés peuvent accomplir leur travail d'oxydation, ainsi que les fonctions métaboliques nécessaires à la santé et à la vie de nos cellules. En revanche, un déséquilibre d'électrolytes (ions de sodium, potassium, magnésium et calcium) dans les fluides extra-cellulaires affecte notre pH sanguin.

ALCALINISANTS	ACIDIFIANTS
• Tous les **fruits cueillis à maturité** et les **légumes** (sauf les asperges, les prunes, les pruneaux et les canneberges, les choux de Bruxelles et la rhubarbe) ; • les **haricots d'Espagne**, les **azukis**, les **amandes**, les **noix du Brésil**, le **maïs vert**, le **sarrasin**, le **millet**, l'**amarante**, le **teff** ; • les **noix**, les **graines** et les **céréales** deviennent plus alcalinisantes lorsqu'elles ont été trempées et laissées à germer pendant au moins huit heures, car elles adoptent une physiologie de légumes ; • les **fèves de soja** et le **tofu** sont légèrement alcalins ; • le **yaourt** et les **laits crus**, notamment le lait maternel, le sont également.	• Les fruits cueillis avant maturité ; • les vitamines synthétiques ; • les aliments raffinés et frelatés ; • les médicaments ; • le tabac ; • l'alcool ; • les drogues ; • les sodas. Ces éléments sont acidifiants soit parce qu'ils ne contiennent pas de minéraux basiques, soit parce que ces minéraux en ont été retirés. Leur consommation appelle des minéraux alcalinisants à la rescousse pour maintenir le pH sanguin en neutralisant les déchets acides. Répété, ce processus épuise les réserves alcalines du corps et crée un environnement acide.

Si les fluides manquent de minéraux, de nutriments et d'oxygène, nos cellules ne peuvent plus fonctionner correctement. Il s'avère donc indispensable de maintenir une bonne homéostasie, à la fois dans le sang et dans les liquides extra-cellulaires. Un apport suffisant d'oxygène au processus d'oxydation métabolique maintient l'efficacité de notre production d'énergie. Si tel n'est pas le cas, notamment lorsque les ions d'hydrogène, trop nombreux, accaparent l'oxygène, nos cellules pâtissent d'une baisse de production énergétique. Cet état conduit à l'anoxie, lente asphyxie de nos tissus et de nos cellules par ralentissement du transport et de la distribution d'énergie dans notre organisme. Alors, une condition acide s'installe, dont les résidus envahissent nos tissus, tuent nos cellules qui, une fois mortes, augmentent cette même acidité.

Un excès d'aliments acidifiants y contribue car il favorise la production de mucus qui amplifie l'anoxie. Les produits laitiers sont les plus éminents représentants de ces aliments acidifiants ; ils sont suivis par les produits animaux, les céréales, la plupart des légumineuses, les graisses, les produits raffinés, ainsi qu'un excès de protéines. En revanche, si nous consommons trop d'aliments alcalinisants, dont les fruits, les légumes et les algues marines, des conséquences fâcheuses peuvent survenir, surtout sur les plan nerveux et endocrinien. Le tableau apporte quelques précisions quant à cette classification drastique.

■ *Retrouver son équilibre*

À l'instar de tous les processus vivants, notre équilibre acido-basique est en mouvement constant. S'il est tributaire essentiellement de notre mode d'alimentation, il l'est aussi de la qualité de notre environnement et de notre condition psychologique. Ainsi, par exemple, un air vicié, pollué, pauvre en oxygène va-t-il contribuer à nous acidifier ; il en va de même pour le stress et la dépression, qui provoquent une trop constante et trop forte sécrétion d'hormones acidifiantes. Il s'avère donc difficile, voire impossible, d'émettre des normes générales et idéales communes à tous. Toujours est-il que notre mode de vie contemporain est beaucoup plus acidifiant qu'alcalinisant. L'alimentation vivante apparaît donc comme une alternative fondée et solide susceptible de renforcer l'énergie de nos cellules qui, ne l'oublions pas, constituent la clef de voûte de la santé. Si l'état de votre pH sanguin vous intéresse, et que vous souhaitez le corriger, vous pouvez facilement le faire par l'intermédiaire de l'évaluation de votre pH urinaire. Il suffit de vous procurer quelques bandelettes destinées à cet effet chez votre pharmacien, de les tremper dans vos prélèvements d'urine sur une durée de 24 heures en commençant par la deuxième urine du matin, en terminant par la première du jour suivant. C'est le calcul de la moyenne qui vous donnera le sens de la correction à opérer. Plus votre condition est acide, plus des résidus acides peupleront votre urine, et *vice versa* pour une condition alcaline.

COMMENT RESTAURER ET MAINTENIR UN BON ÉQUILIBRE ACIDO-BASIQUE		
Dans tous les cas	Pour alcaliniser	Pour acidifier
• Consommer un maximum d'**aliments sains**. • Avoir recours, le cas échéant, à des **compléments d'enzymes végétales** pour assurer la bonne digestion de ces aliments. • **Respirer profondément** et correctement pour augmenter la présence d'oxygène. • Pratiquer de l'**exercice physique** aérobique tous les jours. • Adopter un **mode de vie équilibré, éviter de se laisser envahir par le stress** et un mode de vie négatif.	• **Diminuer** ou cesser la consommation de : – produits animaux ; – protéines ; – graisses ; – produits laitiers pasteurisés ; – produits raffinés. • **Consommer :** – fruits et légumes crus ou en jus ; – jeunes pousses, herbes ; – noix, graines et céréales alcalinisantes ; – graines germées ; – enzymes digestives végétales. • Nettoyer, **détoxifier** les reins, le foie et les intestins. • **Éviter les exercices physiques trop épuisants.**	• **Consommer** : – vinaigre de pommes crues, de provenance biologique ; – enzymes végétales, qui améliorent la digestion des protéines ; – noix ; – graines ; – céréales ; – aliments fermentés tels que la choucroute ; – jus de canneberge ; – oignons et ail ; – vitamine A de source animale ; – vitamine C. • pratiquer des **exercices physiques violents et épuisants.**

La production d'acides est un phénomène normal lié à notre métabolisme. **Sont acides ou créant une condition acide :**

– l'ensemble des déchets que nous évacuons ;

– l'exercice (acides lactique et carbonique) ;

– les aliments protéiques (acides sulfurique, phosphorique et urique) ;

– les graisses, car elles ralentissent le métabolisme, créent de la putréfaction et diminuent le taux d'oxygène (acide acétique) ;

– les sucres rapides, car ils agressent violemment le système sur une courte durée (acides lactique, butyrique, pyroracémique et acétique). Comme ils ont été raffinés, ils sont en plus dépourvus de minéraux alcalinisants.

Globalement, plus un aliment contient de sodium, de calcium, de potassium, de magnésium et de fer, plus il est alcalinisant. Plus il contient de soufre, de phosphore, de chlore et d'iode, plus il est acidifiant. C'est l'étude de la composition des cendres laissées par les aliments métabolisés qui est déterminante pour l'affectation des aliments dans l'un ou l'autre wagon.

Finalement, ce qu'il convient surtout de retenir de ce chapitre c'est que, dans un environnement interne riche en oxygène, la maladie et les dysfonctionnements ne peuvent pas prospérer. Ainsi, garantissons un maximum d'oxygène à notre organisme en limitant les aliments acidifiants dans notre alimentation.

LE MYTHE DES PROTÉINES

Du XIXe siècle à nos jours, la doctrine dominante a évalué les besoins protéiques de l'homme selon une courbe décroissante qui passe de 120 à 30 grammes par jour. Mais cette approche quantitative ne peut être considérée que comme une indication générale car elle ne tient pas compte :
– de l'âge, du métabolisme, de l'activité, de l'état de santé, de la culture de chaque individu ;
– de la qualité et de la provenance des protéines ingérées.

■ *Un matériau indispensable*

Les protéines, qui constituent le matériau de base du tissu animal et végétal, sont composées essentiellement de soufre, de phosphore et d'oxygène, de carbone, d'hydrogène et de nitrogène.

Elles se construisent sur la base de molécules, les acides aminés. Certains, huit pour les adultes, neuf ou dix pour les enfants, sont dits essentiels, car l'organisme humain ne peut les synthétiser. Seule l'alimentation les fournit. Quant aux douze autres, les non-essentiels, ils sont métabolisés, chacun séparément. Une protéine est complète lorsque les huit acides aminés essentiels sont présents simultanément. Il suffit qu'un seul manque pour que les autres ne soient pas synthétisés et que, à brève échéance, une carence protéique s'installe.

Les protéines représentent « la salle des machines » de toute vie. Nos muscles, nos cellules sanguines, notre peau, nos ongles, nos cheveux, nos dents et nos os ne sont faits que de protéines et d'eau. Les enzymes digestives et métaboliques, les anticorps qui nous protègent des envahisseurs, l'hémoglobine transporteur d'oxygène, certaines hormones comme l'insuline, sont aussi des protéines. Il faut les renouveler continuellement par un apport alimentaire régulier. À l'instar des graisses et des hydrates de carbone, les protéines peuvent servir de « fuel » énergétique, mais elles n'interviennent à ce titre qu'en dernier ressort. Leurs excès non métabolisés sont transformés en graisse. Il convient donc d'équilibrer les apports protéiques pour éviter les désagréments d'une surcharge ou d'une carence.

■ *Les sources de protéines*

Tous les produits animaux sont des sources complètes de protéines, puisque tous les animaux, y compris les humains, ont la même composition biochimique de base. En revanche, généralement, les protéines végétales sont incomplètes, bien que cette assertion soit démentie par l'équilibre atteint par certains végétariens bien informés. Ces derniers ont généralement saisi le principe de la complémentarité des protéines des aliments. Nous abordons ici un aspect du principe de synergie alimentaire que nos ancêtres, proches de la nature, avaient intégré instinctivement. La plupart des légumineuses ne contiennent pas de méthionine, les céréales ne contiennent pas de lysine, parfois pas non plus de thréonine ni de tryptophane. Ainsi a-t-on combiné le maïs et les haricots noirs en Amérique, le riz et le soja en Asie, le blé, l'orge, les pois et les lentilles en Europe. Ces pratiques, adoptées notamment par les adeptes de la macrobiotique, sont remises en question par une thèse qui soutient que notre organisme a la faculté de s'adapter et d'équilibrer les apports nutritifs, lorsqu'il se trouve dans des conditions optimales. Par ailleurs, l'institut Max-Planck en Allemagne affirme que l'on retrouve l'intégralité du spectre « acides aminés essentiels » dans les amandes, les graines de sésame, de potiron et de tournesol, ainsi que dans le soja, le sarrasin, les arachides, les pommes de terre, tous les légumes à feuilles et la plupart des fruits, ces derniers apportant approximativement le même pourcentage de protéines complètes que le lait maternel, qui en contient 1,4 %, ce qui suffit au développement exigeant et harmonieux du bébé.

■ *Les dangers de l'excès*

Deux autres aberrations sont généralement répandues :

– que les aliments très protéiques ne font pas engraisser autant que ceux qui sont riches en hydrates de carbone et en graisses ;

– que les protéines construisent les muscles, et qu'elles assurent la mobilité musculaire.

Non seulement les excès de protéines non brûlés pour l'énergie sont transformés en graisse, mais de plus, les aliments riches en protéines comme la viande contiennent aussi de la graisse. Ainsi paraît-il beaucoup plus judicieux et sain de consommer des aliments à forte teneur en hydrates de carbone pour conserver une bonne action musculaire. N'oublions pas non plus que les sucres lents sont riches en oxygène (environ 50 %) ; ce n'est pas le cas des protéines, qui en contiennent en moyenne 25 %, et des graisses qui n'en contiennent que 12 %. Ainsi, lorsque nous consommons trop d'aliments protéiques ou gras, nous n'avons pas assez d'oxygène pour les métaboliser, ce qui aboutit à la formation de radicaux libres. Les protéines en excès ont besoin d'un surplus d'oxygène pour éliminer leurs sous-produits azotés. Les hydrates de carbone sont les meilleurs pourvoyeurs d'énergie, car ils brûlent régulièrement et leur métabolisation nécessite moins d'oxygène. Les excédents protéiques non métabolisés se transforment en résidus toxiques acidifiants (acide urique et purines), encrassent nos tissus, perturbent l'homéostasie ; ils peuvent aboutir à l'anoxie des tissus et des cellules, obstruant les pores qui permettent aux différents nutriments et à l'oxygène de parvenir aux cellules ; ils ralentissent enfin l'élimination des déchets résiduels.

L'alimentation vivante garantit un apport de protéines suffisant et de grande qualité. Elle évite les inconvénients liés à leur cuisson (coagulation, putréfaction) grâce à la germination. En effet, ce processus modifie la répartition, la composition et la concentration des nutriments. Il augmente le contenu protéique aqueux et oxygénant de l'aliment germé, diminue celui des graisses et des hydrates de carbone. Consommer de tels aliments permet donc de bénéficier d'un bol nutritionnel plus dense, moins calorique et plus facile à digérer. Si certains de ces aliments peuvent et doivent être ingérés crus, d'autres nécessitent une cuisson après germination (certaines légumineuses et céréales). Ils n'en seront que plus digestes ; les inhibiteurs d'enzymes auront été éliminés et leur prédigestion amorcée. La plupart des céréales complètes, des légumineuses, des oléagineux et des graines sont riches en protéines. Le contenu en graisse des deux derniers (60 %-70 %) est conséquent, mais la germination abaisse ce taux, rend ces graisses beaucoup plus digestes ; elle augmente leur teneur protéique, diminuant ainsi leur apport calorique. Toutes les graines et les oléagineux devraient être consommés trempés, germés et crus, car leur cuisson détruit les enzymes, chauffe leurs corps gras, déstructure leurs protéines, ce qui s'avère très toxique.

VÉGÉTAL OU ANIMAL ?

L'aspect éthique de ce sujet sera traité dans la seconde partie du livre. Je me limiterai à l'aborder ici sous son angle diététique et social.

Le poids des idées reçues

La polémique liée au végétarisme est récente et limitée essentiellement aux régions dites développées, dans lesquelles la culture carnivore est érigée en postulat. Lorsque l'on touche aux habitudes de la bouche, c'est la partie la plus intime de l'individu qui est atteinte : il se sent déraciné, coupable de douter de sa mère nourricière, et socialement en marge. En effet, la remise en question de certaines habitudes sociales et culturelles semble être l'apanage des courageux ; plutôt que d'avaler telle quelle leur éducation, ils se demandent ce qui, dans cette dernière, relève de déviances culturelles et de croyances erronées. Ainsi, par exemple, le choix du végétarisme relève-t-il d'abord d'une prise de conscience individuelle, éclairée ensuite par quelques connaissances nécessaires pour atteindre une harmonie nutritionnelle. Mais là encore, en réaction aux idées dominantes, différentes écoles sont nées ; elles préconisent chacune un concept déterminé, cadré, conditionné, répétant ainsi le schéma moutonnier de ceux qui confient à d'autres la responsabilité de leur existence. Ainsi naissent les étiquettes, les confrontations et les rejets inutiles et stériles. Êtes-vous végétalien, fruitarien, instincto, crudivore, macrobiotique, hygiéniste, végétarien, lactovégétarien, lacto-ovo-végétarien ? Ces théories s'opposent souvent, chaque école croyant détenir la panacée. Par contre, la seule démarche de valeur à mes yeux consiste à trouver son propre chemin vers un mieux-être, dans ce dédale de possibilités, et à devenir le guide positif de son destin. Mais une démarche purement instinctive relèverait de l'idéal. Il convient donc de garder les pieds sur terre et d'acquérir les connaissances de base susceptibles d'éviter de dangereux écueils.

Une démarche progressive et volontaire

Tel est l'un des objets de cet ouvrage : partager le fruit de certaines connaissances et expériences pour permettre à chacun d'adopter progressivement un mode d'alimentation sur mesure et performant. En d'autres termes, il s'agit d'adapter le carburant au moteur. Le désir d'apprendre à se connaître doit donc précéder toute démarche alimentaire. Si cette dernière résulte d'un endoctrinement irréfléchi, sectarisme, intolérance et fanatisme s'installent ; ces attitudes d'exclusion agressives, qui prétendent faire le bien, sont destructrices. La meilleure alimentation, objectivement et intellectuellement possible, peut s'avérer la plus dangereuse lorsqu'elle ne va pas dans le sens de l'épanouissement sensible, mais est infligée par un sens du devoir collectif ou individuel. Il est cependant indéniable que certaines situations d'urgence peuvent nécessiter des changements alimentaires drastiques, la corrélation alimentation-santé n'étant plus à prouver. Là encore, si certaines modifications sont ressenties comme des contraintes ou des privations, autant ne rien changer.

En règle générale, il est beaucoup plus sain pour le corps et l'esprit d'adopter des modifications progressives, en s'interrogeant de temps à autre sur le plaisir réel qu'elles nous apportent, et le mieux-être ressenti. L'énergie fournie par le règne végétal est fondamentalement différente de celle générée par le règne animal.

Les prophéties bibliques de Daniel contiennent un passage éloquent à ce sujet : lorsqu'il assiégea Jérusalem, le roi de Babylone fit emmener à sa cour, pour le servir, nombre de jeunes garçons, dont Daniel et quatre de ses camarades. Chaque jour, on leur servait les mets et le vin du roi. Daniel obtint, à l'insu du roi, que ses amis et lui soient nourris de végétaux et d'eau. Petit à petit, ils s'affranchirent de leur condition servile et devinrent les conseillers du roi sur tous les sujets qui réclamaient de la sagesse et de l'intelligence. Plutôt que de les affaiblir et de les confiner, abrutis, dans une existence dépendante, ces nouveaux aliments avaient donc favorisé leur désir d'éveil à la lumière et celui de la prise en main de leur destin.

L'image du végétarien post-soixante-huitard, triste, révolté, isolé dans son ghetto, qui porte en culpabilisant l'ensemble des problèmes du monde sur ses épaules et le manifeste par sa façon de se nourrir, doit être balayée. Convivialité, échange, stimulation, intégration sociale encadrent à merveille une alimentation dite vivante, puisque « seule la vie engendre la vie ». Le but de l'homme contemporain, trop éloigné de la nature et de ses lois, n'est-il pas précisément de se retrouver, en réintégrant ces règles ?

Un préjugé répandu veut que celui qui opte pour une alimentation essentiellement végétale, naturelle et saine, soit amputé du bonheur de consommer n'importe quoi. On parle alors de « régime végétarien », avec la connotation restrictive que ce terme véhicule. Après quelques années d'expérience de ce type d'alimentation, je peux affirmer sans ambages que le monde végétal recèle des richesses et des variétés innombrables ; la découverte et la recherche de goûts inédits, de saveurs agréables, de senteurs naturelles, de mélanges savamment dosés, est permanente ; mes convives apprécient généralement ma table, ainsi que celle de certains professionnels de l'élaboration de cette cuisine. En 1927 déjà, le Dr John Harwey Kellog, éminent nutritionniste, écrivait dans la revue scientifique *The new dietetics* : « Les produits animaux ne sont pas bons pour l'homme et n'étaient pas consommés par nos plus lointains ancêtres. Ce sont des produits recyclés, puisque tous les aliments sont issus à l'origine du règne végétal, résultat de la photosynthèse par la chlorophylle. Il n'y a donc rien d'indispensable à la nutrition humaine dans les produits animaux, qui ne soit un fruit végétal. » Cette déclaration est corroborée par le Dr Bircher Benner, lui aussi de renommée mondiale, pour qui plus l'aliment est proche de l'énergie solaire, plus sa valeur nutritionnelle est élevée. L'aliment végétal se trouve donc propulsé au sommet de l'échelle, et la viande au bas, avec des zones intermédiaires pour les poissons et les produits laitiers.

Les aliments vivants, essentiellement ceux qui sont riches en chlorophylle, donc en enzymes et en oxygène, représentent la source la plus pure, originelle et concentrée d'éléments nutritifs (les micro-algues d'eau douce, les jeunes pousses, les graines germées et de nombreux légumes et fruits, particulièrement les plus pigmentés). Les États-Unis, pays des paradoxes et des extrêmes, connaissent aujourd'hui une véritable révolution verte ; son ampleur est due à la reconnaissance croissante par une partie de la communauté scientifique des bienfaits d'une telle nourriture sur le métabolisme et la santé humains. De nombreux supermarchés et restaurants proposent des graines germées, des jus d'herbe et de jeunes pousses, de légumes et de fruits fraîchement pressés.

Les inconvénients de l'alimentation animale

- Notre appareil digestif, notamment notre intestin, long de près de sept mètres, n'est pas étudié pour la digestion de produits animaux; leur stockage prolongé engendre encrassement et putréfaction, sources d'auto-intoxication. Pauvre en fibres, l'alimentation animale ralentit le transit et provoque souvent une constipation chronique.
- L'alimentation animale représente une nutrition de seconde main, inutile, entre la plante et l'homme.
- Elle contient des hormones toxiques, sécrétées par l'animal stressé avant sa mise à mort.
- Généralement, elle est riche en hormones de synthèse et en antibiotiques, utilisés par les éleveurs.
- Elle est trop grasse et protéique.
- Elle nécessite le plus souvent une cuisson qui coagule et dénature ses graisses et protéines.
- Elle diminue l'endurance physique et psychique, l'espérance de vie et la vitalité. Les performances effectuées par des sportifs d'élite végétariens, ainsi que l'état de santé et l'espérance de vie de populations essentiellement végétariennes, comme les Hunzas, les Bulgares, les Caucasiens, les Indiens du Yucatán, le prouvent à l'envi.
- À la longue, elle provoque de l'anémie, en perturbant l'assimilation d'aliments riches en fer, tels que fruits, céréales et légumes.
- À cause de l'absence d'enzymes, elle fatigue notre système digestif et épuise nos défenses naturelles.
- Les protéines animales :

– provoquent des résidus d'acide urique qui sont emmagasinés dans nos tissus,

– sont généralement pauvres en oxygène et en eau,

– causent des déficiences vitaminiques, notamment en B6 et B3, et minérales, notamment en calcium et en fer,

– créent une condition acide avec apparition de mucus, surtout par les produits laitiers.

Tous ces inconvénients, aussi alarmants soient-ils, ne doivent pas conduire à un rejet immédiat et global de nos habitudes alimentaires. Ce sont en effet surtout les excès et la répétition des erreurs qui créent le danger. Aussi convient-il d'assurer la transition vers une alimentation saine en douceur, par paliers. La violence, tant physique que psychique, n'est bonne ni à l'égard des autres, ni de soi-même. Le passage à une alimentation vivante peut, en outre, momentanément occasionner quelques troubles et déséquilibres liés à la détoxication et à la détoxination de l'organisme. Accepter ces légers désagréments passagers et les laisser s'exprimer vaut la peine, car les horizons qui s'ouvrent peuvent tout simplement changer la vie.

CUIT OU CRU ?

Cette question est intimement liée aux précieuses enzymes dont l'alimentation vivante tient grand compte. Les aliments crus se distinguent par leur fort potentiel énergétique, dû à leur naturalité. Ils constituent donc l'alternative nutritionnelle la plus saine. Pythagore ne me contredirait pas, lui qui, cinq cents ans avant Jésus-Christ, aidait déjà la digestion de ses patients en leur préconisant des crudités. Soupçonnait-il que ces dernières facilitent leur propre digestion, parce qu'elles contiennent leurs propres enzymes digestives ? Mais ce sont surtout les Esséniens (300-200 av. J.-C.) qui furent les précurseurs de ce mode d'alimentation en adéquation avec la nature.

En 1928, le physicien Max Gerson reconnut le pouvoir régénérant des aliments vivants, et leur effet positif global sur la régularisation du pH sanguin. Le Dr Howell, précurseur américain de la recherche sur les enzymes alimentaires, souligne la corrélation entre notre potentiel et notre réserve enzymatiques, et notre vitalité, notre état de santé et notre longévité. On recense trois moyens de maintenir et de renforcer notre énergie enzymatique : les aliments crus, les suppléments enzymatiques et le jeûne. N'oublions pas que moins nous utilisons nos réserves enzymatiques internes, plus notre énergie peut être canalisée là où elle est vraiment nécessaire.

■ *Avantages des aliments crus*

En assurant leur autodigestion par leurs propres enzymes, les aliments crus :

- soulagent notre appareil digestif et nos organes sécréteurs d'enzymes (pancréas, foie, estomac, intestin grêle),
- contribuent à éliminer les pollutions tant internes qu'externes,
- préservent nos systèmes de défense (en évitant le phénomène de leucocytose digestive), notre processus métabolique régénérateur, le potentiel électrique et énergétique de nos cellules,
- accélèrent la détoxination, nous inondent d'oxygène, améliorent l'assimilation,
- nous transmettent sans intermédiaire l'énergie bioélectrique du soleil car ils participent directement au phénomène de photosynthèse,
- sont riches en hormones et en fibres végétales, en bioflavonoïdes, en huiles essentielles, en saponins et en chlorophylle,
- stimulent la production de bactéries amies dans notre intestin.

Mais ce tableau idéal ne doit pas occulter certains inconvénients liés à ce type d'alimentation.

■ *Précautions*

Presque tous les aliments recèlent des composants qui peuvent se révéler toxiques à haute dose. Voici quelques règles pour éviter leurs inconvénients.

1. Consommer de tout, modérément.

2. Savoir contrebalancer la faiblesse d'un aliment par la force d'un autre.

La famille des crucifères, à laquelle appartient le chou, aurait un effet goïtrogénique (antithyroïdien), ainsi que les pêches, les poires, les fraises, les épinards, les carottes, le soja et les cacahuètes. Mais cette affirmation n'a jamais pu être prouvée hormis pour le rutabaga et le radis blanc ; ces éventuels désagréments peuvent être facilement résorbés par des aliments accompagnants riches en iode, comme les algues de mer.

3. Connaître les moyens les plus naturels et les moins dommageables d'éliminer certains toxiques.

Quant à la présence d'oxylates dans les épinards, les oléagineux, les graines comme le sésame ou le tournesol, elle est bien réelle mais sans danger en ce qui concerne les épinards, à moins que l'on souffre d'une mauvaise métabolisation du calcium ; elle est résorbable pour les autres, si on les trempe une douzaine d'heures avant de les consommer.

4. Comprendre qu'un organisme fonctionnant bien est en mesure de fournir les enzymes nécessaires à la neutralisation des toxiques.

On trouve des phytates dans les céréales telles que le blé, le seigle et l'avoine, ainsi que dans les oléagineux et les graines. Ils empêchent aussi l'absorption du calcium. Mais un intestin sain produit une enzyme appelée phytase qui désamorce ce processus jusqu'à un certain niveau. Pour les oléagineux et les graines, se référer à la règle n° 3.

5. Toujours faire cuire les légumineuses après trempage et germination.

Des œstrogènes sont présents dans les carottes, le soja, le blé, le riz, l'avoine, l'orge, les pommes de terre, les cerises, les prunes, l'ail, la sauge, le persil, le son de blé, les germes de blé, le son de riz, dans les huiles de sésame, de germe de blé, de maïs, de lin, d'arachide, d'olives, de soja et de noix de coco. Là encore, il faudrait consommer ces aliments en quantité énorme pour qu'une intoxication par les œstrogènes soit possible.

Certaines légumineuses à l'état cru, même germées, contiennent des inhibiteurs de trypsine, qui empêchent la digestion des protéines. Leur cuisson les rend beaucoup plus digestes. Il en va de même des hémaglutines qui, de plus, empêchent la digestion des graisses.

Mon expérience à ce sujet me permet d'édicter cette cinquième règle.

6. Toujours conserver les aliments dans des endroits irréprochables tant au niveau de l'hygiène, de la température, du taux d'humidité que de l'intensité lumineuse.

Les pommes de terre exposées à la lumière du jour développent un inhibiteur de cholinestérase, hautement toxique, la solanine. Leur couleur tourne alors au vert, et même leur cuisson ne permet pas d'éliminer ces composés toxiques. Il est donc impératif de toujours stocker les pommes de terre dans l'obscurité.

Par pur souci didactique, je me contenterai pour terminer ce sujet de nommer quelques toxines « secondaires », qu'on peut retrouver dans certains de nos aliments : histamine, tyramine et tryptamine dans les vieux fromages, mirysticine dans les noix de muscade et thujone dans l'absinthe. Santé !

■ *Les effets de la cuisson*

Manger cru ne signifie pas forcément manger froid. Les enzymes meurent progressivement entre 50 °C et 65 °C si les aliments sont chauffés à sec (par exemple, déshydratés par circulation d'air chaud). Les adeptes de la cuisson prétendent qu'elle facilite la digestion et l'assimilation. Cette affirmation peut se révéler exacte si l'on ne mastique pas suffisamment les aliments crus, lorsque le métabolisme d'un individu est trop rapide, ou lorsque l'aliment en question ne peut être consommé que cuit, sous peine d'indigestion, voire d'intoxication (légumineuses) par les inhibiteurs enzymatiques. Mais n'oublions pas qu'à la longue, un excès d'aliments cuits épuise nos réserves enzymatiques internes, avec des conséquences fâcheuses, exposées dans le chapitre relatif à ce sujet. De plus, de nombreuses recherches démontrent que la plupart des nutriments (80 %) sont détruits par la cuisson ; ainsi les vitamines, dont 50 % de la famille B et 70 % à 80 % de la vitamine C. Des vitamines liposolubles, la vitamine A est la moins résistante à la chaleur, alors que les vitamines E, D, et K sont moins fragiles. La cuisson oxyde les aliments. Les vitamines hydrosolubles y sont extrêmement sensibles. Toutefois, le blanchissage des légumes à une température de 70 °C ralentit l'action des oxydases qui commencent leur travail dès la récolte ; d'où l'importance de consommer fruits et légumes le plus rapidement possible après cette dernière. Plus l'oxydation est avancée, moins l'aliment transporte d'oxygène, et il ouvre le champ à l'apparition de nombreux radicaux libres ; leurs effets néfastes et mutagènes ne sont plus à prouver. Après cuisson , la biodisponibilité des protéines est réduite de 50 %, et deux acides aminés, la lysine et l'histidine, sont détruits. Les protéines cuites sont coagulées, ce qui alourdit considérablement la digestion et perturbe les fonctions cellulaires. Lorsque la température dépasse 120 °C (grillades), les produits animaux (surtout la viande), pauvres en glucides mais riches en protéines et en graisses, dégagent du benzopyrène, émanation hautement toxique. La cuisson altère aussi les complexes minéro-protéiques, provoquant souvent une mauvaise assimilation des minéraux, notamment du calcium, lorsque les aliments ont été pasteurisés. Ceci est dû à la mutation structurelle du calcium et du magnésium, le cas échéant. La perte en minéraux et oligo-éléments dépend de la quantité d'eau de cuisson et des techniques utilisées, les moins dommageables étant l'étouffée et la vapeur. La cuisson des graisses représente le danger le plus patent, quand bien même certaines résistent mieux que d'autres à la chaleur. Lorsqu'ils sont cuits, les végétaux voient leurs couleurs transformées. Ce phénomène est essentiellement dû à la fragilité de la chlorophylle, qui subit des transformations : son cœur de magnésium disparaît et est remplacé par de l'hydrogène, ou autres ions métalliques. Ce changement de couleur résulte des dommages cellulaires structurels, qui rapprochent la chlorophylle des acides contenus dans la plante. Les moyens de recolorer les végétaux, comme la cuisson en eau alcaline, l'adjonction de cuivre ou de nitrum, comportent des inconvénients majeurs pour la valeur nutritive de l'aliment et pour la santé.

Quelle devrait être la proportion d'aliments crus dans l'alimentation quotidienne ? La fréquence de cette question m'incite à apporter une réponse exhaustive :

– Idéalement, pour quelqu'un dont l'état de santé est satisfaisant : 75 %.

– Pour ceux qui souffrent d'un état de santé précaire lié aux habitudes de vie acidifiantes de ce siècle : 100 % temporairement.

– Pour ceux qui ont un métabolisme rapide et ceux qui sont en période de transition alimentaire : 50 %.

Ces conseils ne doivent néanmoins pas occulter et faire négliger les paramètres suivants : le but n'est pas d'adopter un mode alimentaire rigide et asocial, mais d'apprendre à se connaître et à adopter un mode de vie équilibrant sur les plans tant physique que psychique. Qu'y-a-t-il de plus agréable que de se sentir bien dans sa peau dès le matin, et ce, jusqu'au soir ?

Il faut, de plus, savoir harmoniser son mode d'alimentation avec son environnement humain, culturel, climatique, saisonnier, et géographique.

Une fois les principes de base de l'alimentation vivante intégrés, celle-ci surprend par sa simplicité et son universalité. En effet, rares sont les endroits où il est difficile de se procurer des végétaux crus.

De nombreuses controverses « animent » les spécialistes de tous bords lorsqu'ils traitent de techniques et d'ustensiles de cuisson. Pour ne pas attiser la flamme, je refuse d'entrer dans cette polémique, en me contentant d'énoncer quelques principes.

PRINCIPES DE CUISSON DES ALIMENTS

- Éviter les cuissons longues et à haute température.
- Bannir les techniques agressives et déshydratantes (four, friture, micro-ondes, barbecue).
- Ne jamais cuire de corps gras.
- Utiliser le moins d'eau possible.
- Utiliser des ustensiles au matériau inoxydable.
- Le plus fondamental : recourir à la cuisson uniquement lorsqu'elle est motivée par un besoin ou par une envie très forte.

LES LAITAGES

L'alimentation vivante rejette globalement la consommation de produits laitiers, avec des nuances pour les moins dommageables.

Leur banalisation est récente et localisée essentiellement dans les pays industrialisés. Le lait bovin servait, jusqu'à la fin du siècle dernier, principalement à nourrir les jeunes veaux. Les hommes préféraient les laits de brebis et de chèvre. Le cours délai d'adaptation génétique aux laitages explique les nombreux cas d'intolérance recensés.

■ *Un aliment inadapté pour l'homme*

Le sucre du lait, appelé lactose, un dissaccharide composé d'une molécule de glucose et d'une molécule de galactose, représente plus de la moitié des calories du lait. Il n'est présent dans aucun autre aliment, mis à part le lait maternel, mais en plus petite quantité. Ces composés sucrés doivent être métabolisés dans l'intestin grêle par une enzyme appelée lactase. Présente en quantité suffisante à la naissance, cette dernière diminue progressivement jusqu'à l'âge approximatif de quatre ans. Si l'on continue à consommer des laitages après, en l'absence de lactase, le sucre non métabolisé atteint le côlon, provoquant l'apparition de bactéries pathogènes ; elles fermentent le lactose, produisent du dioxyde de carbone, créent une condition toxique, un gaspillage d'énergie, fatiguent notre organisme et nos défenses. Les adultes tolérant le lactose représentent une minorité sur Terre. Dans les yaourts, le lactose est rendu plus assimilable et plus digeste par l'action de bactéries lactiques acides.

Le lait, puisqu'il est liquide, ne sollicite pas la ptyaline de la salive. Il atteint tel quel l'environnement acide de l'estomac. Instantanément, il se forme un coagulum appelé mucus, dont la consistance est densifiée par les traitements thermiques, tels que la pasteurisation. Le lait bovin contient 3 % de caséine de plus que le lait maternel. Cette molécule complexe est utilisée notamment pour la fabrication de colle industrielle. Son pouvoir encrassant ne compte aucun concurrent parmi les végétaux. Dans les fromages gras et cuits de type gruyère, le mucus est encore plus solide. Son effet paralysant sur le péristaltisme intestinal induit des fermentations putrides, une accumulation de dépôts visqueux et gras d'autant plus tenaces que les produits laitiers ne contiennent pas de fibres. L'effet draineur des sécrétions biliaires s'en trouve réduit, ce qui ouvre la voie à l'accumulation de toxiques.

Les composants majeurs du lait animal sont les graisses et les protéines, qui apparaissent en proportion démesurée par rapport au lait maternel. Ces matières grasses, la plupart du temps saturées, sont plus riches en mauvais cholestérol que la viande ; elles portent préjudice à l'état de nos artères et de notre sang.

Le lait contient aussi des vitamines et des minéraux. Hélas, ces derniers sont rendus difficilement assimilables par la pasteurisation, qui tue les enzymes, dont la phosphatase, nécessaire à l'assimilation de minéraux tels que le calcium. Il est quand même paradoxal qu'un aliment riche en minéraux puisse devenir déminéralisant.

Lorsque l'on consomme des laitages, malgré la pasteurisation, on peut ingérer quelques produits toxiques, émanant de la nourriture de l'animal, tels que pesticides, herbicides, particules radioactives, hormones et autres antibiotiques, ainsi que certains virus et bactéries résistants à la chaleur.

La pasteurisation modifie le pH du lait en le rendant plus acidifiant qu'à l'état cru.

À la lumière de ce qui précède, la prudence nous dicterait l'abstinence de laitages. Mais si, de temps à autre, nous désirons en consommer, choisissons soit des yaourts lactofermentés, soit des fromages crus fabriqués dans des conditions d'hygiène rigoureuses et qui portent le label « 100 % chèvre » ou « 100 % brebis », avec une préférence pour ce dernier.

■ *Une alternative : les « produits laitiers » végétaux*

Le monde végétal nous fournit des solutions de substitution saines aux laitages, telles que des laits, pâtés, fromages d'oléagineux et de grains à base d'amandes, de tournesol, etc.

Le lait d'amande
– Trempez les amandes une nuit.
– Rincez-les bien.
– Retirez leur peau.
– Liquéfiez-les dans quatre fois leur volume d'eau.
– Filtrez le lait pour en retirer la pulpe.
– Conservez-le au réfrigérateur.
Le lait d'amande peut être consommé tel quel ou servir de base à vos cocktails et agrémenter vos sauces.

Le yaourt de graines
– Choisissez des amandes, ou des noisettes, du tournesol, du sésame, des noix de cajou, des pignons, des graines de courge, des noix du Brésil, des noix de pécan, ou des graines de céréales germées pendant au moins deux jours.
– Référez-vous à la technique du lait d'amande, en utilisant cependant un volume d'eau inférieur de moitié (2 tasses pour 1 tasse de graines). La texture désirée doit se rapprocher de celle de la crème liquide.
– Versez-la dans un bol ou dans des pots à yaourt et laissez reposer 6 à 8 heures près d'une source de chaleur (environ 30 °C) qui permet d'accélérer le processus de fermentation.
– Couvrez ensuite avec un couvercle qui laisse passer l'air, par exemple un linge. Les yaourts sont prêts lorsqu'ils se séparent du petit lait, s'élèvent à la surface et qu'ils ont un goût frais et légèrement acide.
– Trouez-les pour en extraire le petit lait du fond. Ils se conservent environ une semaine au réfrigérateur.

Le fromage de graines
Placez le yaourt dans un drap à fromage ou dans un linge fin. Suspendez-le ou disposez-le dans une passoire et laissez-le bien s'égoutter. Il devrait être prêt dans les 10 heures qui suivent et avoir la consistance d'un fromage frais.
Les yaourts et les fromages de graines obtiendront la saveur que vos goûts experts auront su leur donner en rajoutant, le cas échéant, fruits et autres « douceurs » dans les yaourts, herbes et épices dans les fromages.

L'industrie nous propose aussi une gamme croissante de laits végétaux, tels que les laits de soja, de riz et quelques préparations céréalières destinées à cet effet.

Voici la réflexion essentielle que m'inspire ce chapitre : la nature respire l'harmonie, elle nous offre le nécessaire à bon escient et au bon moment. Pourquoi ne pas se mettre à son écoute et aller dans son sens, plutôt que de vouloir la maltraiter par des habitudes antinaturelles, comme l'ingestion de laitages, alors que notre organisme n'est pas construit pour les assimiler ?

LES CORPS GRAS

Dans l'alimentation standard occidentale, l'apport des corps gras sous toutes leurs formes compose 40 % du bol alimentaire, alors que 10 % à 15 % de graisses de qualité suffisent. La graisse représente en moyenne 25 % du poids total de la femme, et 15 % du poids de l'homme.

À l'instar des protéines, les corps gras sont constitués d'un groupe de molécules très hétérogènes ; à la différence de celles-ci, ils ne remplissent qu'une fonction : emmagasiner de l'énergie. Tel est aussi l'objectif des hydrates de carbone ; à la différence de ces derniers, les corps gras, à poids alimentaire égal, emmagasinent deux fois plus d'énergie.

■ *Huiles végétales et graisses animales*

Les graines des végétaux concentrent des huiles et des hydrates de carbone, alors que la plante elle-même ne contient que des hydrates de carbone. Quant aux graisses animales, elles sont réparties de façon inégale dans l'ensemble des tissus. Les lipides se divisent en deux catégories : les huiles végétales et les graisses animales. Leur valeur nutritive dépend des acides gras qui les composent. Ils sont insolubles dans l'eau (hydrophobiques), mais pas dans les solvants non polarisés. Leur physiologie de base, faite de carbone, d'hydrogène et d'oxygène, est globalement similaire à celle des glucides; mais ils sont plus réactionnels. Ils se combinent avec le phosphore pour créer les phospholipides, qui s'allient avec les glucides pour former les cérébrosides, avec le soufre et l'azote pour donner les lécithines et les sphingomélégines. Les phospholipides sont d'excellents émulsifiants, composés d'un seul acide gras (monoglycéride) et sont utilisés par exemple pour stabiliser les sauces. Les phospholipides sont les constituants de base de la membrane cellulaire et ils aident à la bonne circulation d'autres molécules à l'intérieur comme à l'extérieur de nos cellules. Notre cerveau, notre système nerveux et notre foie sont très riches en phospholipides.

Les cires, les caroténoïdes, la vitamine D et les hormones comme la cortisone sont aussi des lipides.

Généralement, les huiles et graisses naturelles résultent de la combinaison de trois acides gras autour d'une molécule alcoolique, le glycérol (triglycéride). La spécificité d'un triglycéride dépend de la structure des trois acides gras autour du glycérol, et celle des huiles et graisses, du mélange de triglycérides qu'elles contiennent.

Les acides gras ou triglycérides se présentent sous deux formes principales :

– **Les acides gras saturés** : lorsque la chaîne d'hydrocarbone se compose uniquement de liaisons simples. Tel est le cas de la majorité des graisses animales et de quelques huiles végétales dont celles de coco, de palme, de soja.

– **Les acides gras insaturés** : leur chaîne moléculaire comporte une (mono-insaturés) ou plusieurs (polyinsaturés) liaisons qui leur permettent de se joindre à d'autres bases chimiques. Ils composent la majorité des huiles végétales et quelques graisses animales.

Les acides gras saturés ont des points de fusion supérieurs à la température du corps humain, tandis que les insaturés sont liquides à une température inférieure. Leur émulsification dans l'organisme s'en trouve améliorée.

Cinq acides gras polyinsaturés sont dits essentiels car notre organisme ne peut les synthétiser. L'alimentation végétale en constitue l'unique source. On leur attribue un pouvoir vitaminique qui leur vaut la dénomination de vitamine F. Il s'agit de l'acide linoléique, alphalinolénique, gammalinolénique, homogammalinolénique, et arachidonique. Parmi les huiles végétales les moins saturées, on trouve l'huile de carthame et de tournesol. La température critique d'une huile est son seuil de décomposition en produits toxiques, dont l'acroléine et l'acide érucique dans l'huile de colza. Il ne faut donc jamais chauffer les huiles au-delà de leur température de fusion respective.

■ *Le cholestérol*

Comment traiter des lipides et passer sous silence le fameux cholestérol, source de nombreuses polémiques quant à son influence sur la santé ?

Le cholestérol, avec les phytostérols et les ergostérols, appartient à la famille des stérols, constituants non lipidiques des matières grasses. On trouve le cholestérol exclusivement dans les graisses animales et le jaune d'œuf, alors que ses deux congénères sont d'essence végétale. Il fait partie intégrante des tissus animaux et humains qui, grâce au foie, aux intestins, aux glandes surrénales et aux gonades, ont la faculté de le synthétiser. Le taux de cholestérol sanguin résulte du bon rapport entre le cholestérol endogène synthétisé par l'organisme pour ses propres besoins et le cholestérol exogène fourni par l'alimentation, ainsi que de sa combinaison dans le plasma sanguin avec les lipoprotéines. Ces dernières se divisent en VLDL *(very low density lipoproteins)*, LDL *(low density lipoproteins)* et HDL *(hight density lipoproteins)*. Les VLDL se transforment en LDL par action enzymatique ; elles apportent le cholestérol nécessaire à la construction des membranes cellulaires. Les VLDL contiennent beaucoup de lipides, d'où leur faible densité ; les LDL en contiennent un peu moins, et les HDL presque pas. Pour abaisser le taux de cholestérol sanguin, il suffit donc d'abaisser le LDL par une diminution de la consommation d'acides gras animaux, pourvoyeurs de cholestérol. En effet, plus le taux de HDL est élevé par rapport au taux de LDL, plus le taux de cholestérol est équilibré. On peut donc qualifier sans ambages le cholestérol LDL de mauvais cholestérol, et le HDL de bon cholestérol. Un taux de cholestérol modéré et de qualité est en effet nécessaire à la formation de vitamine D, à la régulation hormonale et à la production de sels biliaires qui émulsifient les graisses dans les intestins. Il contribue aussi à la fluidité de nos membranes cellulaires. Un excès de cholestérol encrasse nos canaux sanguins. Le meilleur moyen de le réduire est de diminuer, voire de supprimer les produits animaux, puisqu'ils constituent les seules sources alimentaires de cholestérol. Le cholestérol synthétisé par notre organisme suffit en général amplement à satisfaire nos besoins.

Bien que les oléagineux et les graines contiennent presque autant de graisses que les produits animaux, ils n'apportent aucun cholestérol. Ils peuvent être consommés crus, préalablement trempés, et/ou germés le cas échéant. Sous cette forme, l'enzyme digestive des graisses (lipase) contribue à leur bonne digestion. Par contre, les graisses cuites ne contiennent plus d'enzymes ; mal assimilées, elles ralentissent le métabolisme et s'ajoutent au stock. Notre équilibre adipeux dépend donc plus de la qualité crue ou cuite des graisses ingérées que de leur quantité.

■ *Acides gras CIS et TRANS*

La configuration des acides aminés peut être biologiquement active (CIS) ou inactive (TRANS). La forme CIS contribue à la formation des prostaglandines, la forme TRANS, qui ne peut être transformée par notre organisme, perturbe nos fonctions métaboliques. Sous leur forme CIS, les acides gras sont présents dans les aliments vivants complets et dans les huiles végétales pressées à froid. Néanmoins, toute extraction d'huile tend à détruire la lipase. Par exemple, à leur état originel, les olives et les noix de coco contiennent énormément de lipases, mais leur huile n'en contient pratiquement aucune.

Les principaux dangers des huiles et des graisses sont donc la cuisson, l'irradiation, l'hydrogénation, la friture et, dans une moindre mesure, toute pression, même à froid. En effet, la cuisson, l'hydrogénation et certains pressages modifient la structure moléculaire CIS en TRANS. Par ailleurs, il n'existe aucune margarine recommandable, puisque toutes ont été hydrogénées pour les rendre plus consistantes.

Avocats, oléagineux, graines crues trempées et/ou germées, olives, noix de coco constituent les principales sources grasses de l'alimentation vivante. Pour lier vos sauces et modifier la texture de certains de vos mets, n'hésitez pas non plus à utiliser des purées d'oléagineux (sésame, amande, noisette) en vous assurant auparavant de leur qualité biologique, de leur pureté et de leur non-cuisson, afin que ces corps gras de qualité permettent l'assimilation des vitamines liposolubles, c'est-à-dire les A, D, E et K.

■ *La fabrication des huiles alimentaires*

Les huiles alimentaires sont extraites des fruits et graines d'oléagineux (olives, arachides, colza, etc.). Les opérations d'extraction varient suivant la nature et l'origine des oléagineux, mais les procédés utilisés sont communs dans leurs principes.

• **Extraction**

1. par pression : les presses permettent d'obtenir une première huile dite huile vierge.

2. par solvants : les tourteaux, c'est-à-dire les résidus provenant des presses, encore riches en huile, sont traités par des solvants d'extraction. Le premier solvant utilisé fut le sulfure de carbone, remplacé par la suite par le trichloréthylène, surpassé à l'heure actuelle par l'essence de pétrole 60-80. Les solvants ci-dessous sont tolérés pour l'extraction des corps gras alimentaires : essence de pétrole 60-80, trichloréthylène, cytoexhane, alcool éthylique, alcool isopropylique.

• **Raffinage**

1. démucilagination : l'opération consiste à éliminer les substances colloïdales provenant tant du protoplasme des cellules végétales que des phosphatides et des mucilages. Les différents procédés utilisés font intervenir de l'acide sulfurique ou une solution de sulfates (acide de sodium), suivis d'un lavage à l'eau chaude et du barbotage de vapeur d'eau dans l'huile chauffée à 100 °C ; une centrifugation, parfois un premier battage, suivis de filtrations, concluent ce processus.

2. neutralisation : l'opération consiste à éliminer du produit à raffiner les acides gras libres qu'il contient. Les agents de neutralisation les plus employés sont les lessives de soude concentrées ou diluées, suivant les cas.

3. décoloration : la décoloration est poursuivie dans les appareils batteurs au moyen de charbon actif ou de terre activée.

4. désodorisation : la désodorisation s'obtient surtout sous vide partiel, en faisant passer dans l'huile chauffée à haute température un courant de vapeur d'eau surchauffée. La vapeur d'eau surchauffée circule dans la masse entre 220 °C et 300 °C et la température de l'huile atteint 150 °C à 170 °C. Le chlorure de zinc est également utilisé dans les opérations de désodorisation.

5. coloration : les huiles ainsi obtenues n'ont plus de qualités intrinsèques ; elles sont donc recolorées pour leur donner la couleur jaune d'or recherchée.

6. de nombreux **antioxydants** de synthèse sont autorisés.

7. hydrogénation : hydrogénation veut dire incorporation d'hydrogène. Ce procédé permet :

– de transformer des huiles fluides en graisses molles,

– d'empêcher les huiles de rancir.

L'hydrogénation des huiles se fait en présence d'un catalyseur composé d'un alliage de nickel et d'aluminium. Le procédé en continu s'effectue en faisant circuler l'huile à hydrogéner à chaud, dans une atmosphère d'hydrogène sur des cylindres verticaux constitués d'une toile métallique en nickel recouverte d'une légère couche de métal réduit actif. Dans le procédé en discontinu, le catalyseur et l'huile à hydrogéner sont introduits dans les autoclaves. L'hydrogène est sous pression. Un agitateur rotatif maintient le nickel en suspension. L'opération est arrêtée lorsque le produit a obtenu la consistance désirée. L'hydrogénation poussée à son terme transformerait les huiles et graisses en produits durs comme de la cire. En soumettant les huiles végétales raffinées comme celles d'arachides, de colza, de coton, à une hydrogénation spécifique, on obtient des graisses molles utilisées dans l'industrie de la margarine. Les huiles de table, les margarines et les graisses hydrogénées sont accusées de tapisser les vaisseaux sanguins et les tissus de cholestérol.

Les dénominations des huiles alimentaires

- **Les huiles d'olive**

1. Huile d'olive vierge : elle est obtenue exclusivement de l'olive par extraction, par pression, centrifugation ou autre procédé mécanique autorisé, à l'exclusion des solvants. Elle peut être aussi clarifiée par décantation, centrifugation, ou filtration sans aucun adjuvant de filtration. Elle peut être désaérée sous vide à la température ordinaire, ou par tout autre traitement mécanique autorisé, à l'exclusion de toute opération de raffinage. Elle est dite extra lorsque l'acidité est inférieure ou égale à 1 %. Elle est dite fine lorsque l'acidité oléique est inférieure ou égale à 1,5 %. Elle est dite courante ou demi-fine lorsque l'acidité oléique est inférieure ou égale à 3 %.

2. Huile d'olive obtenue exclusivement de l'olive, soit par extraction par les mêmes procédés que pour l'huile vierge, soit par clarification par voie physique, action de la vapeur d'eau sous vide partiel ou autre procédé mécanique autorisé, soit par une désacidification effectuée au moyen de lessives alcalines, à l'exclusion de colorants ou d'arômes.

3. Huile d'olive raffinée, ou huile pure d'olive raffinée : ces huiles sont obtenues par le raffinage des huiles d'olive vierges.

4. Huile pure d'olive : ces huiles sont obtenues par le mélange d'huile d'olive vierge et d'huile d'olive raffinée.

- **Les autres huiles**

1. « Huile de », ou **« huile pure de »** (suivi du nom de la graine ou du fruit) : cette dénomination indique seulement que cette huile provient de la graine ou du fruit nommé (les autres définitions sont celles de l'huile de table).

2. Les huiles supérieures : cette dénomination indique seulement que cette huile ne contient pas plus de 5 % d'acide oléique, sans aucune référence aux autres acides gras (les autres définitions sont celles de l'huile de table).

- **Les huiles de table**

Cette dénomination ne donne aucune indication sur :

– la nature de la graine, du fruit, ou du mélange de graines et/ou de fruits dont elle provient. Cette huile peut donc être de l'huile de colza, ou un mélange d'huile avec de l'huile de colza ;

– le mode d'extraction ;

– le mode de filtration et ses adjuvants ;

– le traitement de désacidification ;

– la teneur en acides gras et notamment la teneur en acide érucique.

- **L'huile de colza**

L'huile de colza contient environ 45 % d'acide érucique. Les résultats convergent, et de nombreux chercheurs ont mis en évidence les effets néfastes de cet acide gras sur la santé.

Exigences pour la fabrication d'huile de tournesol pressée 100 % à froid :

- Employer des graines parfaitement mûres, non traitées, et provenant toujours de la dernière récolte.
- Les cultures doivent être garanties biologiques, issues de régions peu polluées, et contrôlées par un organisme dont le cahier des charges garantit la pureté.
- Le séchage doit être effectué à l'air si possible, sinon dans des étuves à 40 °C maximum.
- Le stockage doit être fait à l'abri de la chaleur, et les graines non décortiquées.
- La décortication doit se faire à partir de graines dépoussiérées, par brossage mécanique et aspiration, juste avant le pressage.
- Le pressage doit être fait à froid, sans préchauffage des graines. Il se fera une seule fois, sans autre apport de chaleur que celle

qui est générée par le procédé lui-même. Il se fera à vitesse réduite, avec addition d'environ 15 % de graines non décortiquées, afin d'aérer la pâte et d'éviter un échauffement préjudiciable à la vie enzymatique. Taux d'extraction : de 25 % à 30 %.

- L'huile ainsi obtenue sera décantée, après station en bac d'environ 24 à 48 heures.
- Elle sera encore filtrée sur papier, et non sur amiante.
- L'huile ne doit être ni raffinée, ni désodorisée par vapeur, ni traitée par choc thermique, ce qui est souvent pratiqué pour éviter le rancissement.
- Les nettoyages des presses et cuves se feront sans utilisation de produits chimiques.

Une telle huile méritera les qualificatifs de crue et naturelle ; elle présentera les caractéristiques suivantes :

- Son goût est spécifique à la graine dont elle est issue.
- Elle contient au moins 67 % à 70 % d'acide linoléique, 100 % CIS- CIS (vitamine F biologiquement active).
- Elle contient en outre 25 à 30 milligrammes par 30 grammes d'huile de tocophérol (vitamine E).
- Elle conserve tous ses éléments aromatiques et enzymatiques.
- Sa teneur en lécithine est optimale.

Une telle huile métaboliquement active s'intègre parfaitement dans toute la ligne alimentaire de prévention et de réhabilitation.

Ces recommandations ont été mises au point par le Dr Catherine Kousmine après toute une vie de recherches dans le domaine nutritionnel.

L'ensemble des données relatives aux huiles alimentaires, aussi rébarbatives qu'elles puissent paraître, me semble d'une grande utilité. La plupart des techniques énoncées démontrent à quel point l'homme et sa technique peuvent être dangereux pour l'homme. Pourquoi procéder à tant d'opérations chimiques et coûteuses, préjudiciables à la santé, alors que le produit naturel brut peut répondre à nos exigences gustatives et de bien-être ?

Une fois de plus, l'alimentation vivante et ses corps gras insaturés, non hydrogénés, constitue l'alternative la plus saine.

VIVE LES SUCRES ?

Les hydrates de carbone sont les composants organiques les plus importants sur terre. Ils sont synthétisés directement à partir de l'eau et des plantes par le processus de photosynthèse. Ils constituent la source essentielle d'énergie pour le monde animal, y compris pour l'homme. Dans certains pays généralement peu développés, ils représentent près de 80 % de l'énergie absorbée ; mais ils ont cédé la moitié du terrain aux graisses et protéines dans les pays industrialisés. Tous les nutriments en sont issus.

Ils entrent dans la composition de tous les végétaux. À part le lait qui contient du lactose, ils sont insignifiants dans la nourriture d'origine animale. Ils ont pour but primordial de fournir aux cellules l'énergie nécessaire à leur bon fonctionnement. Selon le nombre de molécules d'hydrates de carbone, on distingue les sucres simples (monosaccharides) dont le glucose et le fructose, les sucres doubles dont le maltose, le saccharose, et les sucres composés (polysaccharides) comme l'amidon et la cellulose. Le glucose, stade final du métabolisme de l'amidon, est le carburant favori de l'organisme, particulièrement du cerveau et des tissus nerveux qui sont incapables de consumer des graisses pour fabriquer leur énergie. Un apport insuffisant d'hydrates de carbone sollicite les graisses comme énergie de substitution avec pour effet immédiat une acidification du pH sanguin.

■ *La digestion des sucres*

Seuls les sucres simples sont absorbés directement par la paroi intestinale. Les polysaccharides doivent en revanche être fragmentés pour la digestion selon le processus suivant :

1. La mastication les réduit en particules, humidifiées par le mucus et par la salive qui contient la ptyaline, enzyme capable de dégrader les amidons. Ainsi, une bonne mastication facilite la digestion gastrique.

2. L'estomac ne sécrète pas d'enzymes digestives des hydrates de carbone, mais l'émission de suc gastrique acide termine la tâche incomplète de la mastication, le cas échéant. La répétition fréquente de ce genre de paresse peut avoir des conséquences fâcheuses, irritantes et brûlantes dans le tube digestif, ainsi que dans l'estomac.

3. La première partie du duodénum déclenche les sécrétions pancréatiques, biliaires et intestinales, mais c'est dans sa deuxième partie que l'amylase pancréatique et le suc alcalin interviendront. La bile présente se contente d'émulsifier les graisses.

4. C'est dans l'intestin grêle que les hydrates de carbone subissent l'hydrolyse enzymatique par l'intervention de la maltase, de la sucrase et de la lactase.

5. Le glucose est ensuite dirigé vers le foie, à travers les villosités intestinales et le courant sanguin, pour devenir du glucose sanguin.

6. Le côlon, quant à lui, par l'intervention de la flore intestinale, permet à la cellulose et à ses dérivés d'être partiellement dégradés.

Plusieurs arguments plaident en faveur des sucres dits lents (complexes) face aux sucres rapides (simples) :

– Les sucres rapides sollicitent notre pancréas avec une certaine violence en nécessitant immédiatement de fortes doses d'insuline pancréatique. Lorsque, fatigué par ces attaques à répétition, le pancréas ne sécrète plus suffisamment de la précieuse hormone, le sucre envahit le sang et le métabolisme glucidique se dérègle. De telles affections sont répertoriées sous les noms de diabète, hyper et/ou hypoglycémie.

– Les sucres rapides sont dits « calories vides » car ils ne contiennent aucun autre nutriment. Cela est particulièrement vrai pour tous les sucres raffinés ; par contre, certains sucres complets peuvent apporter de nombreux minéraux, et parfois quelques vitamines. De plus, le raffinage des sucres les déminéralise. Quant aux légumes et aux fruits, qui contiennent à la fois des sucres rapides et des sucres lents, ils nous nourrissent de vitamines, de minéraux, de protéines, de fibres, d'eau structurée et d'enzymes.

Les sucres lents sont donc beaucoup moins dommageables et stressants pour notre métabolisme, et assurent à long terme une construction et une configuration cellulaire harmonieuses. Tous les sucres lents, les céréales et les légumineuses en constituent les meilleures sources surtout lorsqu'ils sont complets, de culture biologique, et consommés sous forme germée, ou légèrement cuits.

■ *Les fruits*

En ce qui concerne la consommation des fruits, quelques précautions sont bonnes à prendre. À l'origine, tous les fruits existants avaient leur raison d'être sous telle latitude, à tel endroit, et à telle saison. Ils se développaient en parfaite harmonie avec les lois naturelles ; ils étaient donc en mesure de satisfaire les réels besoins humains. Depuis, les techniques de culture se sont affinées, les espèces ont été hybridées pour des impératifs industriels et économiques, et de nombreux produits chimiques généreusement utilisés. Cette pseudo-évolution permet donc aux fruits d'être cueillis avant maturité, mûris artificiellement, stockés pendant des mois, transportés d'un côté à l'autre de la planète à n'importe quel moment sans dommages apparents, et de satisfaire notre regard par leur brillance et leur variété sur les étalages. Mais **ce qui flatte notre œil n'est pas forcément bon pour notre organisme :**

– Les fruits cueillis avant maturité acidifient et déminéralisent.

– L'utilisation de gaz pour les conduire à maturité les rend toxiques et déstructure leurs molécules.

– Un stockage prolongé les prive progressivement de l'ensemble des nutriments.

– Le non-respect de leur saison naturelle de croissance et de leur origine ne répond plus aux besoins des consommateurs et perturbe leur symbiose avec les rythmes naturels.

– Leur aspect « propre et net » cache un passé chimique chargé.

– Le plus important : toutes les espèces hybridées voient leur taux de sucres rapides dramatiquement augmenter, ce qui a pour corollaire une déstructuration nutritionnelle et des problèmes de métabolisation du sucre pour la plupart d'entre nous.

Les fruits qui entrent dans ces catégories devraient donc être fuis. Vous objecterez qu'il en reste peu de consommables ; ce qui est vrai. Mais ils existent !

LE PROFIL DU FRUIT À RECHERCHER

Fruit frais :
- indigène de pure souche,
- cueilli récemment à pleine maturité ;
- issu de culture biologique.

Fruits secs : ils devraient :
- provenir de fruits frais répondant aux conditions énoncées ci-dessus ;
- avoir été séchés si possible au soleil ou par circulation d'air chaud (pas plus de 50 °C). Ces deux techniques sont en effet les seules qui garantissent un fruit sec biologiquement vivant (enzymes et nutriments) ;
- ne pas avoir été soufrés, ni chimiquement traités ;
- ne devoir leur conservation qu'à leurs sucres internes ;
- être réhydratés par un trempage d'une douzaine d'heures avant leur consommation afin de réveiller les enzymes endormies et d'abaisser le taux de sucres rapides.

■ *Conséquences du raffinage du sucre*

Le sucre, de betterave rouge ou de canne, est généralement extrait à très haute température. Il est mort, car privé d'enzymes et de nombreuses vitamines. Toutes les opérations de raffinage, qu'elles soient mécaniques et/ou chimiques, achèvent le travail en retirant au sucre ses minéraux. Depuis quelques années, chercheurs et nutritionnistes se sont penchés sur les procédés d'extraction les moins dommageables pour la structure moléculaire et nutritionnelle du sucre. Ainsi sont nés les sucres de canne intégraux, complets (sucanat), qui ne sont plus des calories vides.

Néanmoins, étant aussi des sucres rapides, ils doivent être consommés avec parcimonie. En outre, le sucre raffiné, privé des principes actifs et des nutriments nécessaires à sa transformation et à son assimilation, contraint notre organisme à puiser dans ses réserves les éléments nécessaires à sa métabolisation. Plutôt que de nous nourrir, il nous dénutrit en nous donnant le sentiment paradoxal qu'il nous fournit de l'énergie. À l'instar de la caféine et de la nicotine, il agit comme un excitant, un stimulant momentané, à cause du stress qu'il cause au pancréas lors de son arrivée dans l'intestin. En général, cette euphorie est suivie d'une période de léthargie et d'insatisfaction qui nous pousse à renouveler l'expérience, pour « tenir le coup ». Alors s'installe une dépendance dangereuse, que les anglophones appellent *sugar craving*. Ce dysfonctionnement est l'un des symptômes des déviances alimentaires, comme la boulimie et l'anorexie, dont je traiterai dans un chapitre ultérieur, en expliquant dans quelle mesure l'alimentation vivante peut contribuer à renouer une relation saine avec la nourriture.

En règle générale, plus les aliments sont dénaturés, plus ils déstabilisent notre métabolisme. Une fois conditionnés par ces dérèglements, nous nous éloignons de ce qui est sain, car nous en avons perdu l'instinct et le goût, esclaves notamment des sucres cachés qui composent de nombreux aliments industriels. Ainsi le cercle devient-il vicieux.

La consommation de sucre raffiné engendre donc de nombreux désordres, parmi lesquels :

– une grande fatigue due à une épuisante dépense d'énergie en dents de scie ;

– une sollicitation inutile de nos défenses par le phénomène de leucocytose digestive liée à l'absence d'enzymes ;

– un état nerveux cyclothymique ;

– une acidification du sang, notamment par l'émission d'acide oxalique ;

– une déminéralisation et une décalcification, car le calcium est nécessaire à l'assimilation du sucre ;

– des problèmes pondéraux, occasionnés par des résidus

métaboliques graisseux lorsque notre organisme, surchargé d'aliments dévitalisés, ne peut plus les assimiler;

– l'incapacité de notre pancréas à sécréter assez d'insuline pour transformer le sucre.

Les édulcorants de synthèse, tels que la saccharine, l'aspartame, la dulcine, le sorbitol, suscitent de nombreuses controverses quant à leur innocuité. Ces polémiques, ajoutées au fait que ces édulcorants sont synthétiques, doivent nous en éloigner. Il vaut donc mieux accorder la priorité au sucre complet intégral lorsqu'on a vraiment envie de sucres rapides.

Par ailleurs, je tiens à signaler l'existence d'une plante sucrante encore peu connue sous nos latitudes, et qui répond au nom de stévia. Voici sa fiche d'identité :

Nom : *Stevia rebaudania bertoni.*
Famille : astéracées.
Origine : Paraguay.
Présentation : feuilles séchées et émiettées.
Lieu d'utilisation : Extrême-Orient, notamment Chine et Japon.
Mode d'utilisation : infusion mélangée à d'autres plantes, ajoutée aux mets, desserts et boissons.
Qualités :
- puissant pouvoir sucrant,
- bien tolérée et assimilée par l'organisme,
- convient aux régimes pauvres en sucre,
- les Chinois lui attribuent en usage externe un pouvoir cicatrisant, bactéricide, fongicide, et en usage interne, celui d'améliorer la digestion et de réguler le métabolisme.

■ *Desserts vivants*

Une fois de plus, l'alternative « alimentation vivante » ne se veut pas restrictive. Forte des concepts qui l'habitent, elle vise à susciter l'intérêt pour un mode d'alimentation différent. La confection des desserts en est l'une des images. Voici quelques exemples :

– Oléagineux, graines, fruits secs préalablement trempés, broyés et mélangés constituent des fonds de tarte délicieux, nutritifs et digestes.

– Céréales et graines germées, broyées puis déshydratées par circulation d'air chaud, comme base de fabrication de petits gâteaux secs.

– Bananes congelées, dattes, gousses de vanille broyées et mixées en guise d'onctueux sorbets.

– Mousses diverses à base de nombreux végétaux.

Les possibilités ne manquent pas, il suffit d'être créatif.

Même si la logique rigoureuse des combinaisons alimentaires n'est pas toujours respectée, il faut savoir parfois céder la place au pur plaisir, surtout si celui-ci peut être satisfait sans dommages durables sur notre état de santé, et sans la hantise de kilos superflus.

■ *Pains vivants*

L'effet du pain blanc sur notre organisme est similaire à celui du sucre raffiné. Le pain complet biologique au levain naturel est préférable, mais souvent composé, en partie du moins, de farine de blé. Il peut être mal toléré. Tous les pains sont issus de céréales broyées sous forme de farine. Cette opération, ainsi que la mouture, oxydent la graine et lui retirent une partie de son énergie. Ensuite, les pains sont cuits, ce qui a pour effet la disparition des enzymes et de certaines vitamines. La consommation de céréales en grains présente donc un rendement général meilleur car leur structure nutritionnelle est respectée.

Heureusement, le pain sans farine existe, depuis fort longtemps, puisque la recette de base nous a été transmise par les Esséniens (300 av. J.-C.) qui germaient des céréales, les broyaient jusqu'à l'obtention d'une pâte qu'ils séchaient ensuite au soleil sous forme de galettes. La germination augmente le potentiel nutritif de la graine, assure une prédigestion salutaire et atténue des phénomènes liés à l'intolérance au gluten. Ce travail de fermentation enzymatique donne au grain une saveur plus douce et plus onctueuse que la panification traditionnelle. Le pain est ensuite généralement « cuit » très lentement et à basse température. Ce pain peut aussi servir de pâte à tarte ou à pizza vivantes.

■ *Le gluten*

À l'heure actuelle, de nombreuses personnes souffrent d'intolérance au gluten, répertoriée dans la longue liste des allergies alimentaires contemporaines. La teneur en gluten de certaines céréales, dont le blé, est due essentiellement aux hybridations successives effectuées par l'homme à des fins de rentabilité. Ainsi a-t-on modifié la structure moléculaire du blé, en passant d'une graine diploïde (avec deux branches de sept chromosomes) à du blé hexaploïde (six branches de sept chromosomes). Si les blés hybridés et traités doivent leur existence à des critères commerciaux, on n'a pas tenu compte de leur indigence nutritionnelle.

Tous les blés, hybridés ou non, contiennent du gluten. Les blés originels, comme le kamut (tétraploïde), semblent réduire considérablement les réponses allergiques. Dans ce cas, la toxicité du gluten serait tributaire de la qualité intrinsèque de la graine.

Le gluten est une protéine insoluble, gluante et visqueuse, qui se trouve dans certaines céréales.

D'autres, comme le millet, le sarrasin, le quinoa, l'amarante, le teff, le riz, en sont exemptes. La caséine du gluten ressemble à celle du lait, ce qui explique pourquoi ceux qui ne tolèrent pas le gluten ne tolèrent souvent pas non plus le lait. Le gluten est largement employé dans les additifs alimentaires, dans certains médicaments, dans la bière, dans le whisky, dans les glaces alimentaires et dans de nombreux produits laitiers. Les personnes sensibles au gluten ne peuvent l'assimiler par les villosités intestinales, ce qui entraîne une malabsorption de tous les autres nutriments présents et occasionne de nombreux désagréments. Donc, globalement, une bonne sélection des céréales s'impose, en n'oubliant pas que la germination diminue les inconvénients liés au gluten, et que le jus de jeunes pousses de blé est inoffensif car il ne contient pas de gluten ; nous avons, dans ce cas, affaire à un légume et non plus à une graine.

LES COMBINAISONS ALIMENTAIRES

Le principe théorique des combinaisons alimentaires repose sur quelques constatations fondamentales :

– chaque famille d'aliments (protides, glucides, lipides) sollicite des sécrétions d'enzymes spécifiques ;

– ces familles d'aliments se digèrent à un pH différent ;

– elles nécessitent chacune un temps de digestion particulier.

À l'intérieur de ces familles, l'appartenance botanique des aliments a aussi une influence sur le bon déroulement du processus digestif.

Ainsi, par exemple, les fruits et les légumes se combinent-ils en général très mal. Certains mélanges alimentaires peuvent perturber sérieusement la digestion, causer des putréfactions, des brûlures, des fermentations et former des acides toxiques. Ils épuisent notre énergie enzymatique et stagnent trop longtemps dans notre organisme.

■ *Approche générale*

Le souci d'établir de bonnes combinaisons alimentaires ne date pas d'aujourd'hui puisque, par exemple, la Thora émet à ce sujet quelques préceptes que de nombreux juifs à travers le monde continuent à suivre. Le concept d'alimentation vivante nous permet de nuancer une approche générale parfois abrupte et restrictive.

- Les aliments vivants assurent une bonne partie de leur autodigestion par leurs propres enzymes dans la partie supérieure de l'estomac. Ainsi la théorie de l'incompatibilité des différentes enzymes digestives devient-elle caduque : à l'exception de la ptyaline, elles ne sont pas sollicitées, les aliments effectuant le travail en toute autonomie. Par exemple, les graines, qui sont composées essentiellement de lipides et de protides, ont été dotées par la nature d'assez de lipase et de protéase pour être digérées. Elles contiennent par contre moins d'amylase, car elles sont moins riches en amidons.

- Le fait que nous soyons pourvus d'un estomac séparé en parties distinctes – l'une pour la digestion des enzymes alimentaires et l'autre pour la sécrétion d'enzymes digestives – empêche toute interférence entre les deux fonctions dans le cas de la consommation d'aliments vivants.
- Les aliments vivants incluent des aliments prédigérés, tels que les graines, les oléagineux, les céréales et les légumineuses germés. Le trempage désactive les inhibiteurs d'enzymes, les phytates et les oxylates. Ils transforment les hydrates de carbone en sucres simples, les graisses en acides gras et les protéines en acides aminés. Cette prédigestion facilite la digestion et l'assimilation. Les aliments lactofermentés, le pollen, les fromages et les yaourts de graines entrent eux aussi dans le cercle des aliments crus prédigérés.
- Les enzymes alimentaires, bien que mises en sommeil, ne sont pas détruites dans l'univers acide de l'estomac à enzymes digestives. Elles peuvent donc reprendre leur activité dans l'univers alcalin du petit intestin, ou intestin grêle, pour compléter la digestion le cas échéant. Face à la rigueur de certains dogmes dominants, cette approche libérale des combinaisons alimentaires a l'avantage de ne pas nous crisper sur un bol alimentaire rigide, mais de nous permettre de savourer une alimentation saine et vivante en toute décontraction. N'oublions pas que le stress, les tensions et les contrariétés ont aussi une influence non négligeable sur la digestion.

■ *Quelques notions de base*

Globalement, la règle la plus importante est de combiner nos aliments en fonction de nos expériences personnelles de la digestion, en mettant en priorité la préservation de notre énergie et de nos réserves enzymatiques. Si nous consommons essentiellement des aliments vivants, germés, nous pouvons considérer les impératifs de bonnes combinaisons alimentaires avec plus de souplesse. Si tel n'est pas le cas, il convient de les appliquer à la lettre, avec vigilance et rigueur. Voici quelques grandes lignes :

Mauvaises combinaisons		**Bonnes combinaisons**	
fruits	légumes amidons protéines	fruits	fruits
protéines	amidons fruits graisses protéines	protéines	légumes
amidons	protéines fruits amidons	amidons	légumes
légumes	fruits	légumes	protéines amidons
graisses	protéines		

Notez que les papayes et les citrons semblent bien se combiner avec tous les aliments, et que l'avocat se combine aussi bien avec les fruits qu'avec les légumes.

Il est important de ne pas boire en mangeant ou après un repas, car un liquide rajouté dilue les enzymes digestives et perturbe la digestion.

Si l'on souhaite un dessert, mettons notre patience et notre gourmandise à l'épreuve en attendant environ deux heures. Notre envie n'en sera que plus grande, et notre digestion largement facilitée.

Les aliments germés, le jus d'herbe de blé et les aliments lactofermentés sont considérés comme des légumes.

Le schéma qui suit résume visuellement les règles énoncées ci-dessus qui ne constituent, bien sûr, que des règles de base.

Les combinaisons alimentaires

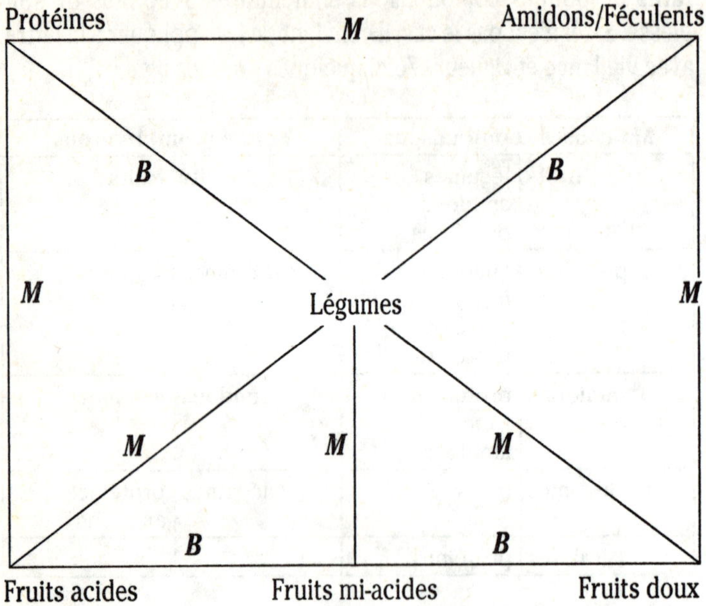

***M* :** Mauvais
***B* :** Bon

CHAPITRE

2

ALIMENTS VIVANTS D'EXCEPTION

LES ALIMENTS GERMÉS

Dans la richesse inépuisable du monde végétal, il est quelques aliments vivants qui contiennent en eux le mystère de la vie, c'est-à-dire le germe qui, seul, possède le pouvoir de reproduction et de perpétuation des espèces ; ce sont les graines, les oléagineux, les céréales et les herbes, crus ou germés. Ils constituent la colonne vertébrale des nourritures biogéniques (cf. le chapitre « classification originale des aliments »). Ces aliments comptent parmi les plus sains. Lorsqu'ils sont germés, leur potentiel nutritif augmente et ils deviennent très assimilables. Les protéines, les lipides et les hydrates de carbone sont prédigérés et décomposés respectivement en acides aminés, en acides gras et en sucres simples. Aussi, germer ses aliments, consommer les pousses d'herbe et les jeunes pousses sous forme de jus verts, constituent des clefs vers une vitalité renouvelée.

Les aliments vivants qui ont été germés nous offrent la source la plus dense de vitamines, de minéraux chélatés, d'enzymes et d'acides aminés ; autant d'alliés de premier ordre pour contrecarrer les carences de l'alimentation industrielle contemporaine.

Au contact de l'eau, de l'air et de la chaleur, le métabolisme de la graine se réactive et cette dernière germe. En effet, le processus de germination commence par un trempage suivi d'un rinçage méticuleux ; ces deux manipulations éliminent les inhibiteurs d'enzymes, les phytates (qui empêchent l'absorption du zinc et autres minéraux), et les oxylates (qui bloquent l'absorption du calcium), protecteurs de la graine pendant son sommeil. Lorsque la graine s'est gorgée d'eau, les enzymes entrent en scène et la prédigestion peut commencer :

– **L'amidon est transformé en sucres simples.** Les sucres simples, dans leur état brut, contrairement au sucre raffiné, contiennent tous les nutriments nécessaires à leur assimilation.

– **Les protéines deviennent acides aminés.** Elles sont exemptes des inconvénients liés à la consommation de protéines animales qui doivent être décomposées par l'organisme et qui sont généralement accompagnées de graisses saturées.

– **Les graisses se transforment en acides gras.** Elles sont ainsi rendues plus digestes, compte tenu du fait que la plupart d'entre elles ne sont pas saturées.

– **De nombreuses vitamines sont synthétisées et démultipliées.**

– **Les minéraux sont libérés et rendus assimilables** puisqu'ils sont accessibles à nos sucs digestifs.

– Enfin, lorsque la graine est exposée au soleil, **la chlorophylle et les carotènes se développent**.

La durée du trempage dépend de la graine à germer. L'ensemble de ces réactions enzymatiques, ajouté au fait que la graine est riche en fibres, tout cela augmente sa digestibilité et sa valeur nutritive. Faire germer ses graines est accessible à chacun à domicile. Il suffit de s'équiper d'un matériel simple, peu onéreux, et d'y consacrer quelques minutes par jour. Cette petite activité nous permet de rétablir un contact direct avec la croissance de notre nourriture. Un « must » pour les plus citadins d'entre nous ! De simples consommateurs, nous devenons producteurs.

■ *La vie en bocal*

Le bocal de verre constitue le germoir le plus efficace et le meilleur marché. Choisissez un bocal de 1 litre que vous couvrirez avec un filet à moustiques souple, retenu autour de ses bords par un élastique. Achetez des graines à germer biologiques. N'oubliez pas que leur volume décuple lorsqu'elles sont germées. Souvent, une poignée suffit.

Faire germer des graines

1. Couvrez les graines disposées dans le bocal de trois fois leur volume d'eau pure, après les avoir triées et avoir retiré celles qui sont endommagées. Le temps de trempage, en moyenne de 8 heures, varie un peu en fonction de la texture et de la taille de la graine. Ainsi les graines de soja et de pois chiches doivent-elles être trempées en moyenne 12 heures, alors que 4 à 6 heures suffisent pour le sésame et l'alfalfa (luzerne).

2. Le trempage terminé, lavez soigneusement les graines à l'eau courante.

3. Ensuite, après avoir solidement arrimé le filet en guise de couvercle non hermétique, retournez le bocal, légèrement incliné, la tête vers le bas. Cette position permet une bonne ventilation de l'intérieur, ainsi que l'élimination de l'humidité en surplus. Rincez les graines deux à quatre fois par jour (selon leur espèce) en vous assurant de bien les égoutter. Le temps de germination varie d'une graine à l'autre, mais dépasse rarement 6 jours à température ambiante. Lorsque les graines sont germées à l'intérieur, il n'est pas nécessaire de les couvrir d'un linge foncé, bien que ce dernier puisse être utile à l'accélération du processus. Après 4 jours de germination, certaines graines, dont l'alfalfa, peuvent être exposées aux rayons indirects du soleil pour développer la chlorophylle.

Les graines germées se conservent très bien au réfrigérateur pendant près de deux semaines, si on ne les garde pas dans un récipient fermé et si on les rince pour les revigorer lorsqu'elles ramollissent.

La germination commence généralement après 2 heures de trempage. De nombreux oléagineux, céréales et graines peuvent être consommés après leur temps respectif de trempage, et une germination de 4 à 8 heures ; ainsi l'épeautre, l'avoine, le quinoa, le sarrasin et l'orge non décortiqués et la majorité des membres de la famille des oléagineux. Les graines de tournesol, de sésame et certaines céréales peuvent être consommées après une germination de 3 ou 4 heures, les amandes ou les noisettes après 5 ou 6 heures. On reconnaît une graine germée au petit germe qui se développe à l'une de ses extrémités.

Il est de plus en plus facile de s'approvisionner en graines à germer. Lorsque vous en acquerrez, renseignez-vous sur le profil spécifique de la germination de telle ou telle graine (temps, milieu, luminosité), car toutes se développent à un rythme spécifique. Et surtout, n'achetez que des graines de qualité biologique!

Lorsqu'elles sont germées, il est préférable de consommer les graines le jour même. Mais si la récolte dépasse vos espérances, partagez-les, offrez-les ou stockez-les au réfrigérateur pendant quelques jours, en n'oubliant pas de bien les rincer avant de les savourer. Quant à leur utilisation, faites preuve d'imagination: elles peuvent être consommées telles quelles, incorporées à vos crudités, broyées et mixées sous forme de mousses ou pâtés, fermentées sous forme de fromages ou de yaourts, liquéfiées sous forme de lait. Broyées puis déshydratées, certaines constituent de délicieux crackers ou galettes. Elles sont utilisées depuis longtemps dans la cuisine orientale (notamment chinoise). De grands chefs occidentaux s'y sont mis pour décorer ou épicer certains de leurs plats, la saveur et la texture des graines relevant parfois de la plus fine gastronomie. À titre d'exemples, voici quelques-unes des graines les plus connues:

- l'**alfalfa**, à forte teneur protéique, vitaminique et minérale;
- le haricot **azuki**, riche en minéraux et en calcium;
- le **pois chiche**, réputé pour l'énergie qu'il procure;
- le **fenugrec**, avec ses effets dépuratifs, son goût exotique, sa forte teneur en fer et en vitamine A;
- les **lentilles** et leur saveur douce, qui regorgent de protéines, de minéraux et de vitamine B;
- le **soja vert**, riche en vitamines A, B et C, ainsi qu'en minéraux;
- le **tournesol**, ses protéines et ses graisses non saturées;
- le **blé**, au goût sucré.

Les jeunes pousses

Des graines germées aux jeunes pousses, il n'y a qu'un pas facile à franchir puisque ces dernières se développent lorsque les graines germées sont mises au contact de la terre ou de l'eau (culture hydroponique) et des rayons indirects du soleil. Alors, la chlorophylle apparaît ; certains nutriments, comme la vitamine A, le potassium et le calcium se densifient. De plus, elles dégagent des ions négatifs qui revitalisent l'air. C'est l'ioniseur le moins cher, le plus lumineux et le plus naturel. À la différence des graines germées, la culture des jeunes pousses demande plus d'espace, de matériel et des techniques plus sophistiquées.

Votre soleil d'intérieur

Voici la procédure à suivre pour faire germer et cultiver des pousses de blé, d'orge, de seigle, d'avoine et de riz. Elle s'applique aussi à la culture de jeunes pousses de tournesol, de sarrasin, de cresson, de moutarde et de radis.

Matériel nécessaire : un plateau à culture non troué ou une plaque à gâteau à bords relevés, du terreau biologique, des graines à germer, et de quoi couvrir le plateau.

Les étapes

1. Trempez les graines à germer pendant environ 15 heures dans trois fois leur volume d'eau. Rincez-les, égouttez-les et laissez-les germer pendant 4 à 6 heures.

2. Disposez une couche de terreau non compact d'environ deux centimètres d'épaisseur au fond du plateau. Débarrassez-le d'éventuels cailloux et autres impuretés.

3. Aplatissez le terreau à l'aide d'un morceau de bois ou d'un rouleau à pâte.

4. Humidifiez le terreau sans l'inonder.

5. Répandez une couche régulière et compacte de graines sur le terreau.

6. Disposez le « couvercle » (pièce de bois ou de plastique par exemple) sur le plateau sans qu'il touche le terreau et les graines.

7. Abandonnez le plateau couvert pendant trois jours à température ambiante. Puis découvrez-le et placez-le à la lumière,

celle du soleil, le cas échéant, mais jamais sous ses rayons directs.
8. Humidifiez lorsque la terre se dessèche.
9. Laissez pousser jusqu'à ce que les pousses d'herbes atteignent environ 15 cm de longueur et jusqu'à ce que les jeunes pousses développent leur deuxième feuille.
10. À l'aide d'un couteau bien aiguisé, récoltez les pousses en les coupant à ras, car c'est à la base des tiges que se logent de nombreux nutriments.
11. Les pousses d'herbes devraient être réduites en jus immédiatement ; cependant, elles peuvent être conservées dans un sachet de plastique au réfrigérateur pendant une semaine. Les autres jeunes pousses une fois décortiquées peuvent devenir soit la base de jus verts, soit de délicieux ingrédients dans vos salades.

Le tournesol et le sarrasin non décortiqués, le cresson, la moutarde, le fenugrec, les lentilles, les pois, l'oignon constituent tous des jeunes pousses savoureuses. On peut consommer les pousses en l'état ou les broyer pour en faire du jus vert.

■ *Les jus verts*

Le jus d'herbe de blé

C'est le plus réputé des jus verts. Il est extrait du jus de jeunes pousses d'herbe de blé, qui atteignent leur maturité nutritive après 7 à 15 jours, suivant les conditions de croissance. La première allusion à l'herbe de blé remonte à la plus ancienne révélation biblique, celle d'Énoch. Depuis, tous les peuples vivant en harmonie avec la nature (dont les Esséniens) lui ont consacré une place de choix à plusieurs titres. Au siècle dernier, l'usage du jus d'herbe de blé était très répandu dans les campagnes d'Europe orientale à cause de ses vertus thérapeutiques. Aux États-Unis, dans les années 50, le Dr Ann Wigmore remit à l'honneur ce jus de vie au titre d'aliment naturel qui a un effet préventif. Depuis, une vingtaine de centres de recherche essaiment dans tous les États-Unis et travaillent en étroite collaboration avec divers instituts universitaires. Il convient de distinguer le jus d'herbe de blé du blé germé, du germe de blé et de l'herbe de blé à l'état solide.

– Le **blé germé** est une céréale consommée après quelques jours de germination, sans que le germe ait eu le temps et les conditions nécessaires pour se développer en herbe. Le blé est la céréale la plus facile à cultiver. Des impératifs économiques et de rendement ont généré ces dernières décennies la pratique d'hybridations systématiques, ce qui a eu pour corollaire des modifications chromosomiques qui ont fait de la céréale la plus noble un aliment peu reconnaissable par l'organisme humain (allergies au gluten de blé de plus en plus fréquentes).

– Quant au **germe de blé**, il s'agit uniquement d'un extrait de la graine, utilisé à titre de complément alimentaire, d'où une altération importante de son équilibre nutritionnel.

– L'**herbe de blé**, enfin, a été nourrie d'eau, d'air et de soleil. Elle a acquis la capacité d'opérer la photosynthèse, c'est-à-dire de transformer le dioxyde de carbone en oxygène, par l'intermédiaire de la chlorophylle. Nous ne sommes plus face à une céréale, mais à un légume. Donc, tout inconvénient lié au gluten est évité.

– Le **jus d'herbe de blé** est extrait de l'herbe de blé. Sa couleur verte est due à la présence massive de chlorophylle (environ 70 %), qui nécessite soit sa consommation immédiate à l'état frais (la chlorophylle s'oxyde en présence d'oxygène), soit sa déshydratation à froid ou sa congélation pour le transporter et le conserver. La chlorophylle a une structure moléculaire quasi identique à celle de l'hémoglobine, excepté que le noyau de la molécule chlorophyllienne est constitué de magnésium, alors que celui de la molécule d'hémoglobine est constitué de fer. Cette parenté vaut au jus d'herbe de blé le qualificatif de « sang végétal ». La chlorophylle est le pigment assimilateur majeur de l'énergie lumineuse. Ses propriétés antioxydantes, nutritives et oxygénantes ont été amplement démontrées. Les 30 % des nutriments restants sont constitués de vitamines (dont la fameuse provitamine A et la B17), d'acides aminés (dont les huit essentiels), de nombreux minéraux et d'eau structurée. Il s'agit donc d'un aliment complet, totalement assimilable par la cellule humaine, car la chlorophylle est riche en enzymes, condition *sine qua non*, avec la présence d'oxygène, à une saine et naturelle assimilation de son contenu nutritionnel concentré.

Le jus d'herbe de blé peut être ingéré par voie orale ou par voie rectale au titre d'implant minéralisant. Il peut être appliqué en externe pour les soins de la peau, des cheveux, et de divers traumatismes tels que brûlures et contusions. Sa « lie » peut être utilisée comme cataplasme. Nous ne sommes pas des ruminants ; c'est pourquoi nous ne pouvons mâcher directement l'herbe de blé. Notre organisme ne pourrait supporter l'effort qu'une telle mastication exigerait et la présence de fibres en si grandes quantités. L'avantage du jus, c'est qu'il s'agit d'un véritable substrat. Il suffit donc de reproduire par machine interposée le phénomène de la mastication, en utilisant un engin d'extraction qui broie les fibres et préserve les différents enzymes et nutriments.

L'herbe de blé est estimée « mûre » lorsqu'elle atteint la taille de 12 à 18 cm. La durée de son développement est fonction de la qualité de la graine, de la richesse minérale, de la composition et de la dureté du sol, du climat, de la température, de la luminosité et de l'humidité ambiantes. Le seul signe fiable pour le choix du moment de la coupe est l'observation attentive de la couleur, de la texture et de la vigueur du brin d'herbe. L'herbe de blé peut être cultivée aussi bien à l'intérieur, sur des plateaux ou dans l'eau (hydroponique), qu'en extérieur, dans la terre, à condition bien sûr que celle-ci offre un maximum de garanties nutritives et biologiques.

Le jus d'herbe de blé est donc un aliment naturel, biogénique, complet, avec de grandes propriétés antioxydantes et nutritives. Il peut être consommé seul, à l'état frais, ou mélangé à de l'eau ou divers jus de légumes lorsqu'il a été déshydraté à froid. Les jeunes pousses d'orge et de seigle sont aussi parfois cultivées à cette fin. Dans la gamme des aliments verts, il existe du jus d'herbe de blé commun, de kamut ou d'orge déshydraté à froid, dont les qualités nutritives sont indéniables. Alors, pour ceux que la présence de plateaux de blé à leur domicile indispose, je recommande de tels produits.

Les autres jus verts

À base le plus souvent de jeunes pousses de tournesol et de sarrasin, ils ont l'avantage de rassembler un maximum de qualités nutritionnelles sous forme liquide, ils sont donc très facilement assimilables puisqu'ils sont dépourvus de fibres. On peut les enrichir de différentes saveurs végétales en y incorporant concombre, céleri, persil, carotte, ail, gingembre, cayenne, etc. Très riches en chlorophylle et en oxygène, ils contiennent aussi de nombreuses protéines ; ils sont surtout très alcalinisants. Les jus d'herbe et ceux de jeunes pousses doivent tous être extraits par les machines mentionnées dans le passage traitant du jus d'herbe de blé ; elles broient les plantes comme notre mastication, sans trop les chauffer, sans altérer leur potentiel enzymatique, et sans déstructurer leurs molécules par une vitesse exagérée.

■ *Votre élixir de vie*

Les pousses d'herbes sont trop riches en fibres pour notre système digestif qui n'est pas celui d'un ruminant. Il est donc indispensable d'utiliser des appareils qui nous en débarrassent lorsque l'on extrait leur sève. Il existe des machines conçues à cet effet, de type hachoir à viande. Si vous les utilisez, n'oubliez pas de filtrer le jus car de nombreux résidus fibreux peuvent s'y trouver. Les autres jeunes pousses ne nécessitent pas cet appareillage spécifique, puisqu'elles peuvent être consommées telles quelles (décortiquées). Néanmoins, si l'on souhaite en obtenir un jus de qualité très liquide, ces appareils à jus d'herbe restent les plus efficaces. Pour faire vos jus verts frais, introduisez vos pousses dans ces précieuses machines, extrayez la substance et consommez-les dans les délais les plus brefs puisque la chlorophylle s'oxyde dans les 15 à 20 minutes qui suivent. Si vous en pressez trop, vous pouvez congeler le jus. Mais cette méthode est à éviter, car le jus perd une partie de sa vitalité.

Les jus d'herbe se combinent généralement mal avec d'autres ingrédients, alors que les jeunes pousses peuvent constituer la base de délicieux cocktails. Créez vos propres recettes !

Ce passage consacré aux aliments vivants d'exception m'inspire quelques réflexions qui dépassent le cadre d'une approche nutritionnelle rationnelle qui ne considère les aliments que comme un « fuel » aux qualités immuables. Je tiens à relativiser cet « absolu » ; je suis convaincu que, à l'image de la nature, l'homme est en perpétuelle transformation, physiologique, mais aussi psychologique et spirituelle. En effet, nous sommes tous tributaires de l'évolution d'une culture, d'expériences, d'un climat, d'une saison, de l'énergie ambiante, de nos humeurs et de notre constitution. Ainsi, ce qui était bon hier ne l'est peut-être plus aujourd'hui. Mais ressentir, avoir conscience de la spécificité de sa situation dans l'instant, et être en mesure d'y répondre au mieux… tout cela ne relève-t-il pas de l'utopie dans l'univers socioculturel contemporain ?

Aussi, le concept que je partage et les aliments exceptionnels que je présente constituent-ils uniquement des outils très valables, susceptibles de nous éveiller à la simplicité de la nature et à nos instincts ; cela nous permettra peut-être d'avoir accès un jour à ce dont nous avons réellement besoin. Vœu pieux ? Quoi qu'il en soit, le chemin est passionnant, les découvertes nombreuses, les sensations fort agréables, et l'état d'esprit positif.

LES ALGUES, SOURCE DE VIE

La richesse nutritionnelle des algues commence à être reconnue dans nos sociétés ; leur utilisation à des fins alimentaires, thérapeutiques et cosmétiques se répand de plus en plus. Malgré cet engouement, il règne une grande confusion dans la classification des algues, notamment sur la différence entre algues marines et algues d'eau douce et, parmi celles-ci, entre les différentes espèces de micro-algues.

Sans oxygène, aucune forme de vie n'est possible. Il y a fort longtemps (plus de trois milliards d'années), sont apparues sur terre les premiers êtres en mesure de transformer l'énergie lumineuse en énergie chimique par le processus de la photosynthèse, qui consiste à transformer l'énergie solaire en oxygène. Ces créatures possédaient certaines caractéristiques propres à la fois aux bactéries, aux végétaux et aux animaux. Ainsi étaient nés nos ancêtres les plus lointains, les précurseurs de toute forme de vie sur terre, les algues microscopiques unicellulaires. Elles constituent la base de la chaîne alimentaire qui va de la forme de vie la plus simple (bactéries) aux organismes les plus évolués (êtres humains).

Les algues fournissent plus de un tiers de l'oxygène que nous respirons. Elles se scindent en plusieurs familles et espèces suivant leur milieu, leur taille et leur faculté spécifique à capter l'énergie lumineuse, mais elle répondent toutes à la définition suivante : les algues sont des « plantes » thallophytes chlorophylliennes eucaryotes ou procaryotes à mode de vie autotrophe.

Les thallophytes sont caractérisées par un appareil végétatif dépourvu de racines, tige et feuilles. Les eucaryotes sont formés de cellules comportant un vrai noyau et dont la division nucléaire se fait par mitose (comme la plupart des algues). Les procaryotes sont formés de cellules imparfaites, avec un noyau mal défini ne comportant pas de membrane vraie, et dont la division nucléaire ne se fait pas par mitose (cet ensemble comprend certaines algues spécifiques, comme les algues bleu-vert qui constituent le groupe à l'origine de tout le règne végétal). Un mode de vie autotrophe, par opposition à hétérotrophe, implique la capacité de garantir sa propre subsistance par la photosynthèse.

C'est la **chlorophylle**, pigment assimilateur majeur (vert) qui rend possible cette transformation énergétique. Il existe deux autres pigments assimilateurs accessoires de l'énergie lumineuse qui sont les **caroténoïdes** (rouge et jaune) et les **phycobilines** (rouge ou bleu). Ainsi, plus le spectre d'absorption d'un autotrophe est large, plus l'énergie chimique qu'il dégage est forte. Les conditions nécessaires à la photosynthèse sont la présence d'un milieu humide, d'air et de lumière. La photosynthèse transforme du dioxyde de carbone (glucide brut) en matière organique (glucides, protides, lipides) assimilables par les êtres hétérotrophes. Elle est donc le moteur du développement de toute forme de vie, dont les étapes sont détaillées ci-après.

Le phytoplancton (phyto = végétal), dont les algues font partie, est absorbé par le zooplancton « végétarien », qui constitue à son tour la nourriture du zooplancton animal, lequel va assurer la subsistance des animaux et de l'être humain. Se nourrir d'algues microscopiques unicellulaires constitue donc un retour à la quintessence énergétique de l'alimentation grâce à l'absorption d'une nourriture en adéquation totale avec nos besoins cellulaires et organiques.

Nous connaissons à l'heure actuelle environ 30 000 espèces d'algues. Les premiers producteurs sont les Chinois et les Japonais, suivis par les Américains et les Norvégiens. Les algues microscopiques sont utilisées comme aliments humains depuis des millénaires, essentiellement en Extrême-Orient, et servaient d'aliments de base à des peuples comme les Aztèques et les Hunzas réputés pour leur santé et leur longévité exemplaires.

Le milieu de vie des algues est un facteur déterminant pour leurs propriétés spécifiques :

– Sommes-nous en présence d'algues marines ou d'algues d'eau douce ?

– Sont-elles cultivées ou croissent-elles à l'état sauvage ?

– À quelle profondeur se développent-elles ?

– Quelle est la qualité du biotope environnant ?

– Bénéficient-elles d'un environnement minéral riche et équilibré ?

– Le pH (balance acido-basique) de l'eau est-il dans les normes ?

– Sont-elles soumises à une quelconque pollution ?

– Quelles sont les variations de température et d'ensoleillement ?

– Quand sont-elles récoltées ?

– Comment sont-elles traitées et conditionnées ?

C'est l'analyse de ces critères qui va déterminer notre choix vers l'algue qui correspond le mieux à l'utilisation que nous souhaitons en faire.

■ *Les algues marines*

Les algues marines sont des êtres pluricellulaires à membrane cellulosique non assimilable, riches en mucilages, en minéraux et oligo-éléments (kombu, wakame, iziki, nori, laitues...). Le milieu marin bénéficie d'une température, d'un taux minéral (salinité 33 %), d'un pH constants, et d'une composition biochimique identique au milieu intérieur humain (lymphe, plasma sanguin, liquides interstitiels). Les algues sont des bioaccumulateurs très sensibles à toutes formes de toxiques et pollutions. Mais, dans le même temps, elles se révèlent très efficaces pour drainer les métaux lourds qui intoxiquent notre organisme. Ainsi, même si le milieu de croissance des algues est chargé de pollutions, celles-ci traversent notre système digestif sans être assimilées. Cet effet détoxiquant est lié à la présence massive d'un acide alginique appelé alginate de sodium, le meilleur chélateur connu à ce jour.

La profondeur de croissance des algues de mer, critère déterminant de leur photosensibilité, donc de leur teneur plus ou moins concentrée en certains nutriments, varie d'une espèce à l'autre. Leur teneur en magnésium, fer, iode, sodium, calcium, phosphore et vitamines A, B, B12, C et E surpasse celle des fruits de la terre. Elles contiennent en moyenne 25 % de protéines, 2 % de graisses, et de nombreuses fibres solubles et insolubles. Elles ont un effet globalement alcalinisant.

Actuellement, on peut s'en procurer sous deux formes : les algues sont soit séchées, soit fraîches conservées dans du sel. Dans le premier cas, elles doivent être trempées et rincées. Dans le second, rincées avec application. Toutes ont une couleur, une constitution, une forme et une saveur spécifiques. Les adeptes de la macrobiotique, dont l'approche est basée sur certaines conceptions culinaires orientales, les consomment régulièrement et savent en général les apprêter avec délicatesse. À l'instar de certaines graines germées et jeunes pousses, les algues marines se rencontrent de plus en plus dans la gastronomie occidentale. Néanmoins, certains ont relevé des inconvénients, par exemple une grande fatigue après une consommation immodérée. Comme pour tous les aliments concentrés en certains nutriments, mieux vaut en user qu'en abuser. Dans l'excès, tout ce qui est bon peut devenir préjudiciable.

■ *Les algues d'eau douce*

Les algues d'eau douce (chlorelles, spirulines, *Aphanizomenon flos aquae*) sont des algues microscopiques de surface qui tiennent à la fois de la bactérie, du végétal et de l'animal. Ce sont elles qui ont opéré les premières la photosynthèse. Elles constituent la nourriture cellulaire par excellence, car elles sont complètement reconnues et assimilées par la cellule humaine.

Leur fort contenu en chlorophylle, en principes actifs (enzymes), vitamines et protéines (plantes protéiques) est la résultante de leur proximité avec la lumière solaire. Par contre, leur pH, leur richesse et leur composition minérale, dépendent de la présence plus ou moins importante de sédiments minéraux dans leur environnement. Elles aussi ont des propriétés détoxiquantes et draineuses des métaux lourds, mais pas pour les mêmes raisons que les algues marines ; simplement, parce qu'elles sont riches en chlorophylle, qui se présente aussi comme un détoxiquant et un antioxydant majeur. Tous les aliments qui en contiennent de manière substantielle agissent dans ce sens, tels les choux, les légumes à feuilles vertes, les jus d'herbe de blé ou les jeunes pousses.

Malgré ces distinctions, on retrouve des constantes communes à toutes les algues. Elles sont généralement :

– riches en protéines, minéraux, oligo-éléments et vitamines ;
– pauvres en lipides et en hydrates de carbone.

■ *Les algues de culture*

Si les algues de culture bénéficient d'un environnement aseptisé, non toxique, elles sont néanmoins nourries de minéraux de synthèse, c'est-à-dire extraits de leur milieu structurel ambiant, ce qui n'est pas sans conséquence sur l'équilibre moléculaire de l'algue ainsi produite. Cependant, le recours à la culture est un mal nécessaire puisque les sites aquatiques naturels préservés se font de plus en plus rares. Il est paradoxal que la plus importante biomasse (faculté de reproduction à l'état sauvage) sur terre soit ainsi soumise à la main de l'homme !

De plus, la culture des algues permet un rythme de récolte en dysharmonie avec les cycles de leur croissance naturelle. Ainsi obtenues, elles n'auront pas atteint la maturité nécessaire à l'optimalisation de leurs principes actifs (vitamines, enzymes, nutriments, etc.).

Qui dit récolte implique traitement et conditionnement du produit pour le rendre accessible au consommateur. La composition et les caractéristiques spécifiques des algues marines et des algues d'eau douce ne nécessitent pas le même traitement pour préserver leurs qualités intrinsèques. L'indigence relative des algues marines en principes actifs ainsi que la présence de cellulose ne rendent pas indispensable un traitement à froid, puisque leur cuisson altère peu leurs propriétés minérales et s'avère souvent indispensable à leur bonne assimilation.

■ *Trois algues microscopiques particulièrement intéressantes*

Pour illustrer les principes généraux énoncés ci-dessus, l'étude détaillée de trois algues microscopiques (chlorelles, spirulines et *Aphanizomenon flos aquae*) se révèle du plus grand intérêt.

L'algue *Aphanizomenon flos aquae*

L'algue *Aphanizomenon flos aquae* est une algue microscopique unicellulaire d'eau douce, procaryote de la famille des cyanobactéries. On la trouve exclusivement dans certains lacs de l'hémisphère Nord, dans des zones climatiques tempérées. Depuis bientôt vingt ans, des chercheurs se sont penchés sur son étude et ont élu « site de prédilection » le lac Klamath, dans l'État de l'Oregon (USA). En effet, ce lac de montagne, alimenté par dix-sept torrents et rivières, bénéficie d'une conjoncture optimale pour la croissance et la reproduction de cette algue. Il baigne dans un environnement volcanique non pollué, et ensoleillé. Le pH, les propriétés magnétiques, le mouvement et la température de son eau garantissent une palette et une valeur nutritionnelle de qualité, dépourvues de toxicité. La composition minérale, protéique et vitaminique de cette algue justifie sa qualification d'aliment complet naturel et équilibré, par opposition au terme de complément alimentaire. Elle croît à l'état sauvage ; elle est récoltée, traitée et conditionnée de manière à éviter toute atteinte à ses principes actifs (chlorophylle, enzymes, vitamines et nutriments) ainsi que toute contamination bactériologique pathogène.

De plus, il s'agit d'une algue bleu-vert, c'est-à-dire photosensible à l'intégralité du spectre énergétique lumineux. Ses qualités détoxiquantes mises à part, cette algue constitue une alternative de premier choix pour les végétariens, car elle est riche en vitamine B12, sous sa forme active pour les humains. Je le précise, car ce n'est pas toujours le cas : ainsi la spiruline et certaines algues marines contiendraient de la B12, mais sous une forme dite analogue, c'est-à-dire proche de sa structure chimique, mais non reconnue comme telle par l'organisme. Ces formes analogues sont même soupçonnées de se substituer à certains nutriments sous leur forme active.

On prête à l'algue *Aphanizomenon flos aquae* de nombreuses autres qualités dont :

– un effet régulateur du taux de sucre sanguin ;

– son excellent équilibre acido-basique à tendance alcalinisante ;

– mais surtout son action régénératrice des facultés mentales, qui complète harmonieusement l'action accomplie au niveau de l'énergie physique. Elle est donc vivement recommandable à tous ceux qui sollicitent leurs méninges et leur faculté de concentration. Les résultats seront certainement surprenants.

L'algue *Aphanizomenon flos aquae* du lac Klamath existe soit sous forme liquide stabilisée, soit sous forme de poudre. Elle peut donc être mélangée à des jus, saupoudrée sur des aliments, et entrer comme condiment dans de nombreuses recettes vivantes.

Les spirulines

Les spirulines, qui doivent leur nom à leur forme filamenteuse en spirale, sont les plus utilisées à l'heure actuelle. Leurs lieux de croissance à l'état sauvage sont le lac Texocco près de Mexico City et le lac Tchad. Si les Aztèques la consommaient en toute sécurité, les pollutions contemporaines ont nécessité la création et l'exploitation de bassins de culture de spirulines. Elles aussi sont des algues bleu-vert, procaryotes, mais elles se développent dans un milieu ambiant à teneur minérale et à température différentes de celles de l'*Aphanizomenon flos aquae*, d'où leur spécificité nutritionnelle. La diversité de leurs lieux de culture, ainsi que des techniques appliquées à leur traitement, fait que d'une spiruline à l'autre, on peut passer d'un aliment pur, équilibré, riche en principes actifs à un aliment dépourvu d'intérêt nutritionnel.

Les chlorelles

Quant aux chlorelles, il s'agit d'algues vertes, eucaryotes, unicellulaires, à cellule sphérique. Leur contenu nutritionnel varie intensément d'une espèce (culture) à l'autre. Contrairement aux spirulines et à l'*Aphanizomenon flos aquae*, leur membrane cellulosique non assimilable nécessite un traitement spécifique et onéreux pour la rendre assimilable par l'organisme humain. Elles sont réputées pour leur effet bénéfique sur le système immunitaire.

Il existe des données nutritionnelles comparatives des trois algues. Mais ces chiffres, que je renonce à vous présenter ici, sont à considérer avec prudence, car hormis quelques points d'ancrage immuables, la valeur et la qualité nutritionnelle d'une algue peut varier considérablement.

En conclusion, rien ne vaut l'expérience individuelle, surtout lorsqu'il s'agit d'alimentation cellulaire dont l'efficacité ne se pèse pas, mais se juge aux qualités assimilables et assimilatives respectives du consommé et du consommateur.

Nous touchons avec les algues à la réactualisation d'un précepte alimentaire né dans la nuit des temps, mais occulté depuis quelques siècles par une conception alimentaire rationnelle, mathématique et quantitative.

Les algues constituent donc des aliments d'exception. À l'instar de tous les aliments complets et naturels, elles doivent leurs atouts à la synergie de leurs nutriments, dont les qualités individuelles respectives sont amplifiées par celles des autres. La Nature fait bien les choses !

LES ALIMENTS VIVANTS FERMENTÉS ET DÉSHYDRATÉS

Dans certaines conditions, ces aliments conservent leur potentiel enzymatique et l'ensemble de leurs nutriments. Ils appartiennent donc de plein droit à la famille des aliments vivants.

■ *Les aliments vivants fermentés*

De nombreuses civilisations antiques connaissaient les aliments lactofermentés.

Ces légumes doivent leur état à l'action conjointe de deux bactéries lactiques amies, le *Lactobacillus plantarum* et le *Lactobacillus brevis* ; ces bactéries décomposent les sucres et amidons des légumes en acides lactique et acétique, soit par fermentation, soit par l'intervention d'enzymes. Ces aliments lactofermentés nourrissent donc notre côlon d'une flore bactérienne saine qui empêche le déploiement de levures pathogènes. La richesse enzymatique des lactobacilles épargne nos réserves pancréatiques en prédigérant les aliments, ce qui les rend très assimilables sans grand effort digestif. Toutes ces qualités, ajoutées à une longue conservation, ne concernent bien entendu que les lactofermentés crus, c'est-à-dire non cuits et non pasteurisés. Comme ils sont acidifiants, ils doivent être consommés avec modération, plutôt en début de repas. Les légumes les plus fermentés sont le chou, les carottes et les betteraves, bien que la plupart des autres puissent l'être aussi. Ils sont très riches en vitamines A et E, et en vitamine C pour le chou. La lactofermentation intervient aussi dans la confection de fromages et yaourts végétaux. Chacun peut facilement « lactofermenter » ses aliments. Voici comment procéder.

VOTRE CHOUCROUTE CRUE «MAISON»

Le petit pressoir à marinade japonais constitue le meilleur ustensile pour lactofermenter des légumes à domicile. On peut en acquérir auprès des magasins d'alimentation asiatique; il est aussi possible de fabriquer sa propre presse en utilisant un bocal de verre ou un seau de plastique résistant à l'acidité, une assiette de taille légèrement inférieure à l'ouverture du récipient, un poids d'au moins un kilo, et un linge pour couvrir l'ensemble.

1. Lavez et nettoyez le chou en retirant ses feuilles extérieures. Pour faciliter une meilleure fermentation, le chou doit remplir le récipient. C'est le jus du chou pressé qui enclenche la fermentation.

2. Pour obtenir ce jus, il faut écraser la moitié du chou et la réduire en pâte. Une machine adéquate, avec une lame en « S » fera l'affaire. Vous pouvez aussi couper le chou en fines lamelles et le broyer à l'aide d'un pilon. Plus vous obtiendrez de jus, plus la fermentation sera rapide. Débitez l'autre moitié du chou le plus finement possible et mélangez-la au chou broyé. Le mélange des deux textures est beaucoup plus appétissant. Couvrez-le des feuilles que vous avez retirées et commencez à presser jusqu'à ce que vous obteniez 2 centimètres de jus en surface. Répétez l'opération de vissage après 4 heures. Si vous utilisez la méthode du poids et de l'assiette, c'est le travail du poids et de vos bras qui remplace la vis à presse.

3. Placez la choucroute en devenir dans l'obscurité, à une température de 18 °C à 24 °C, couvrez avec le linge et abandonnez-la pendant 4 à 8 jours. Quand vous souhaiterez savoir si elle est prête et réussie, goûtez-la. Un goût pétillant et fermenté est un bon signe, un goût amer et acide un très mauvais présage.

4. Libérez la choucroute de la presse en retirant les feuilles de couverture, et raclez, le cas échéant, toute moisissure de surface.

5. Enfermez la choucroute dans des bocaux de verre à fermeture hermétique. Vous pouvez la conserver au réfrigérateur pendant 4 à 6 semaines.

Une fois la recette de base connue, n'hésitez pas à faire preuve de créativité en y adjoignant divers goûts et saveurs à l'aide d'autres légumes, d'herbes aromatiques fraîches et séchées, d'épices, d'algues marines. Voici quelques idées.

– Préférez les légumes doux aux légumes fibreux, tels que carottes, betteraves, fenouils, navets, radis, brocolis, choux de Bruxelles, choux verts, choux rouges et concombres.

– Quant aux herbes et aux épices, choisissez entre le basilic, l'aneth, l'origan, la sariette, les clous de girofle, le persil, l'estragon, le laurier, le curcuma.

– Les algues marines telles que la nori, dulse, laitue de mer, kombu, wakame, y ajoutent une saveur de grand large. De plus, elles fournissent une base salée aux légumes lactofermentés. Si vous n'en rajoutez pas, mettez un peu de sel, car il bloque la fermentation et permet ainsi une bonne conservation. Il est surtout nécessaire lorsqu'il y a mélange d'ingrédients, mais pas pour la recette de base.

■ *Les aliments vivants déshydratés*

Le procédé de déshydratation des aliments n'est pas nouveau. Les hommes de la préhistoire utilisaient déjà à cet effet le soleil, le feu et le sable brûlant. L'objectif recherché, c'est la conservation des aliments par le retrait d'une quantité suffisante d'eau pour les protéger des bactéries, des levures et des moisissures. Suivant la méthode utilisée, l'activité enzymatique n'est que ralentie, et la plupart des nutriments sont conservés. L'aliment reste donc vivant, mais avec une énergie légèrement diminuée. Le séchage au soleil ou par circulation d'air chaud (maximum 50 °C) constituent les techniques les moins dommageables. Il existe sur le marché des « déshydrateurs » par ventilation munis d'un thermostat.

Il est important de ne pas trop déshydrater les aliments, sous peine d'altérer leurs nutriments, leur saveur et leur couleur. Chaque catégorie d'aliment nécessite un temps de séchage différent. Ainsi, les fruits séchés supportent-ils de conserver un taux d'humidité d'environ 15 %, leur pH le permettant. Les légumes, par contre, doivent être presque totalement déshydratés (5 % d'humidité maximum). Les aliments germés, les herbes et les condiments peuvent être déshydratés soit à l'état brut, soit broyés et incorporés à d'autres aliments ; quelques épices rajoutées et l'on obtient de délicieux crackers.

La saveur des aliments déshydratés est en général très prononcée, car les nutriments (minéraux, etc.) sont beaucoup plus concentrés. Ainsi, les rondelles de courgettes séchées ont-elles ma préférence comme snack apéritif. Pour être déshydratés, les fruits et légumes doivent être débités en tranches fines disposées méthodiquement, légèrement espacées, sur le plateau déshydrateur. On évitera de mélanger fruits et légumes car, par exemple, l'imprégnation des pommes par l'odeur des oignons ne correspond certainement pas au goût de la majorité. Une fois déshydratés, si l'on souhaite les conserver, il est indispensable d'enfermer les aliments sous vide d'air, soit dans un bocal de verre, soit dans un sachet approprié, après leur avoir laissé le temps nécessaire à leur refroidissement. Les déposer ensuite dans un endroit frais, sec, et à l'abri de la lumière.

CHOISIR SES ALIMENTS DÉSHYDRATÉS

On trouve de nombreux aliments déshydratés dans le commerce. Avant de les acquérir, assurez-vous qu'ils :
- proviennent de cultures biologiques ;
- n'ont pas été précuits ni blanchis ;
- n'ont pas été aspergés de composés soufrés pour conserver leur éclat ;
- n'ont pas été séchés sous pression d'air chaud.

Si tel était le cas, vos aliments n'auraient plus rien de vivant.

Par la suite, on peut réhydrater les aliments en les plongeant dans de l'eau pure. Ce procédé est particulièrement utile pour certains fruits secs, dont la teneur en sucre est très élevée, donc plus concentrée lorsque le fruit a été séché.

SYMBOLES ET ALIMENTS

Les aliments, de tout temps, ont suscité des interprétations symboliques, enracinées dans la culture et les croyances. En me penchant sur cette étude, j'ai découvert une corrélation surprenante entre ces multiples interprétations, quelles que soient leurs sources. Ainsi, la nature semble-t-elle perçue avec une grande cohérence, malgré l'émergence ponctuelle de différences liées à une appréhension sensible particulière. Traiter de l'alimentation vivante, qui met en avant ce principe de naturalité originelle, me permet d'éclairer cet angle symbolique. Aussi vais-je vous livrer un bref condensé de la symbolique alimentaire grâce à une sélection d'éléments et d'aliments représentatifs.

■ *1. Le règne végétal*

Il est perçu comme le symbole de l'unité fondamentale de la vie. De nombreux textes et images, dans toutes les civilisations, montrent le passage du végétal à l'animal, à l'humain et au Divin, et inversement. C'est également un symbole du caractère cyclique de toute existence. La végétation, quant à elle, est le symbole du développement, des possibilités qui s'actualiseront à partir de la graine, du germe. La végétation naît de la Terre, l'homme aussi. Par ses racines souterraines et ses fruits aériens, la végétation constitue le lien entre la Terre et le Ciel. La partie aérienne est l'Arbre de Vie dont on tire la sève, le breuvage d'immortalité.

■ *2. La plante*

La plante symbolise l'énergie solaire condensée et manifestée. Les plantes captent les forces de la terre et reçoivent l'énergie solaire. Elles symbolisent aussi la manifestation de l'énergie sous ses différentes formes, comme la décomposition du spectre solaire en couleurs variées. En tant que manifestations de la vie, elles sont inséparables de l'eau tout autant que du soleil. La plante représente aussi le flux incessant de l'énergie vitale.

■ *3. Les herbes*

Symbole de tout ce qui est curatif et revivifiant, les herbes redonnent la santé, la virilité et la fécondité.

■ *4. La couleur verte*

Verte est la couleur du règne végétal se réaffirmant. Elle est l'éveil de la vie, la couleur de l'espérance, de la force, de la longévité. L'expression « se mettre au vert », née de l'hypertension provoquée par la vie citadine, exprime aussi le besoin d'un retour périodique à un environnement naturel.

■ *5. Le soleil*

Le soleil est chez beaucoup de peuples une manifestation de la Divinité. Il est la source de la lumière, de la chaleur et de la vie. Ses rayons figurent les influences célestes reçues par la Terre.

■ *6. L'eau*

Les significations symboliques de l'eau peuvent se réduire à trois thèmes dominants :

- source de vie ;
- moyen de purification ;
- centre de régénérescence.

■ *7. La terre*

Si les eaux précèdent l'organisation du cosmos, la terre produit les formes vivantes. Elle est la mère nourricière qui nous permet de vivre de sa végétation.

■ *8. L'air*

L'élément air représente un monde subtil, intermédiaire entre le Ciel et la Terre, celui de l'expansion nécessaire à la subsistance des êtres. Il est aussi le souffle vital, universel et purificateur.

■ 9. *Le grain*

Le grain qui meurt et se multiplie est le symbole des vicissitudes de la végétation. Son symbolisme s'élève cependant au-dessus des rythmes de la végétation pour signifier l'alternance de la vie et de la mort, le passage de l'ombre à la lumière, du non-manifesté à la manifestation.

■ 10. *Le blé*

Il évoque la pérennité des saisons, le retour des moissons, l'alternance de la mort du grain et de sa résurrection en de multiples épis. Le blé représente l'harmonie entre la vie humaine et la vie végétale, soumises toutes deux à des vicissitudes identiques. Retournés au sol, les grains de blé, le fruit le plus beau de la terre, sont une promesse d'autres épis. L'origine du blé est parfaitement inconnue, comme celle de nombreuses plantes cultivées. On peut multiplier les espèces, en marier quelques-unes, en améliorer la qualité, mais on n'a pas réussi à créer du blé, ou l'une de ces plantes alimentaires de base. Le blé symbolise aussi le don de la vie, la nourriture essentielle et primordiale.

■ 11. *L'algue*

Dans l'alimentation japonaise, elle possède une vertu protectrice. Plongées dans l'élément marin, réservoir de vie, les algues symbolisent une vie sans limites et que rien ne peut anéantir, la Vie élémentaire, la nourriture primordiale.

■ 12. *Le tournesol*

Le nom commun de cet héliotrope indique son caractère solaire. En Chine, il est une nourriture d'immortalité.

■ 13. *Le fruit*

Dans la littérature, beaucoup de fruits ont pris une signification symbolique, qui en fait l'expression tantôt des désirs sensuels, tantôt du désir d'immortalité, tantôt de la prospérité. Tel est le cas notamment de la figue et de la pomme.

■ *14. La courge*

La courge, en raison de ses nombreux pépins, est, au même titre et pour les mêmes raisons que l'orange et la pastèque, un symbole d'abondance et de fécondité. Source de la Vie, la courge est aussi le symbole de la régénération, et c'est pourquoi les taoïstes en ont fait un symbole et une nourriture d'immortalité.

■ *15. Le fenouil*

Il est le symbole du rajeunissement spirituel.

■ *16. L'ail*

La croyance la plus persistante est que l'ail protège contre le mauvais œil. Ainsi voit-on, du bassin méditerranéen jusqu'en Inde, des gousses d'ail pendre dans différentes maisons. Dans toutes ces pratiques, l'ail se révèle être un agent protecteur contre les influences néfastes et les agressions dangereuses.

Ces quelques exemples imagés illustrent ce que peut représenter l'adoption d'une alimentation saine, naturelle et vivante. Celle-ci nous permet un retour aux sources en adéquation avec notre héritage culturel. Mais ses principes universels transcendent celui-ci pour nous ouvrir à l'harmonie, à la paix, au respect, et pourquoi pas, à l'amour de nos semblables, de notre environnement et de nous-mêmes. Une attitude anthropocentrique outrancière céderait alors sa place à une grande humilité. Santé, force, longévité, lumière, chaleur, vie, universalité, prospérité, abondance, expansion, protection, espérance, pérennité, pureté ne constituent-ils pas les « sésames » de la vraie réalisation ?

CORRESPONDANCES

La Nature est un temple où de vivants piliers
Laissent parfois sortir de confuses paroles ;
L'homme y passe à travers des forêts de symboles
Qui l'observent avec des regards familiers.

Comme de longs échos qui de loin se confondent
Dans une ténébreuse et profonde unité,
Vaste comme la nuit et comme la clarté,
Les parfums, les couleurs et les sons se répondent.

Il est des parfums frais comme des chairs d'enfants,
Doux comme les hautbois, verts comme les prairies,
– Et d'autres, corrompus, riches et triomphants,

Ayant l'expansion des choses infinies,
Comme l'ambre, le musc, le benjoin et l'encens,
Qui chantent les transports de l'esprit et des sens.

Charles Baudelaire
Les Fleurs du Mal

CHAPITRE

3

LA VIE À LA BOUCHE

Si la théorie qui précède vous a mis l'eau à la bouche, vous trouverez dans ce chapitre les clefs colorées, parfumées et savoureuses pour votre satisfaction. Toutefois, celle-ci ne pourra être comblée que lorsque vous vous serez attelé à la réforme progressive de votre cuisine et à la réalisation de certaines de nos recettes.

QUELQUES CONSEILS

- L'alimentation vivante tend à la simplicité et au naturel. Ainsi, l'investissement en batterie de cuisine est limité. D'ailleurs, je vous conseille de débuter en utilisant au maximum vos mains et les ustensiles dont vous disposez déjà. Si votre motivation et votre enthousiasme vous font franchir cette première étape, alors équipez-vous.
- Optez pour des ingrédients d'origine biologique. La saveur de vos mets s'en trouvera rehaussée. Ils ne sont pas forcément plus chers, si vous vous adressez directement aux producteurs, ou aux coopératives de producteurs, dont on trouve les produits dans les grandes villes, sur les marchés et dans les boutiques spécialisées. Procurez-vous l'*Annuaire vert* (voir bibliographie) qui vous guidera vers le commerce désiré, dans tous les pays francophones.

- Les aliments vivants vous offriront leur excellence nutritionnelle, à condition que vous les traitiez avec égard, dans des conditions d'hygiène et de fraîcheur irréprochables. Évitez de stocker trop longtemps vos fruits et légumes car une fois qu'ils ont été coupés de la terre nourricière, le temps qui passe altère profondément leurs nutriments et leur énergie. Dans la mesure du possible, achetez régulièrement de petites quantités. Une fois débités, vos aliments sont soumis à l'oxydation et aux pollutions ambiantes. Préparez vos crudités juste avant de passer à table. Évitez de les resservir le lendemain. Elles auraient le même effet que de l'eau déstructurée. Quant aux sauces, servez-les toujours à part. Elles ramollissent les aliments ; vos convives apprécieront de garnir leur assiette à leur guise.
- N'utilisez que des ustensiles inoxydables par souci de cohérence. Consommer des produits biologiques et sains entachés de particules métalliques toxiques relève de l'aberration.
- Quant à l'eau, sa cuisson ne fait pas disparaître nitrates et autres phosphates. Utilisez une eau aussi pure que possible.
- Lorsque vous coupez vos aliments, tâchez de respecter le sens de la fibre.
- Afin de ménager votre appareil digestif, évitez de consommer deux aliments à forte densité au cours d'un même repas (riches en hydrates de carbone, en graisses ou en protéines). Essayez de respecter au mieux les principes de base des combinaisons alimentaires.
- Selon la tradition chinoise, la satisfaction totale de vos palais exigeants requiert la présence de cinq saveurs au cours d'un même repas. Les légumes, les fruits, les céréales et les légumineuses apportent essentiellement le doux, saveur dominante des aliments vivants. Cette saveur devrait constituer environ 80 % de nos repas, les 20 % restants étant répartis entre le piquant, l'amer, le salé et l'aigre.
- Au moment de passer à table, respirez profondément avant de faire honneur, dans une ambiance détendue, aux mets que vous avez préparés avec joie.
- Un rappel : ne buvez pas pendant et après les repas ; attendez deux bonnes heures avant de consommer fruits et desserts.

• Optez pour les produits à vaisselle et d'entretien les moins toxiques et dommageables pour l'environnement.

SORTIR

Lorsque vous devez manger à l'extérieur, choisissez de préférence des établissements qui proposent une alimentation saine, en accord avec la vôtre. Je suis agréablement surpris de constater, depuis quelques années, l'évolution des menus de nombreux restaurants. Beaucoup proposent des crudités, des légumes cuits à la vapeur, des coupes de fruits frais, des céréales. La plupart sont même prêts à accommoder un plat à votre goût, si vous le demandez gentiment. De plus en plus de chefs réputés incluent dans leur carte des végétaux, des graines germées, des algues marines, qu'ils apprêtent avec délicatesse, en respectant leur naturalité. Ils découvrent enfin que le meilleur goût d'un aliment est le sien propre. Ils le mettent donc en valeur, plutôt que de le masquer par des sauces et autres artifices. Dans le courant de 1995, j'ai découvert dans le Sud de la France un restaurant gastronomique spécialisé dans la cuisine des fleurs, ainsi qu'une excellente table savoyarde, dont le chef récemment distingué accorde une place de choix aux végétaux indigènes et saisonniers. Un peu plus loin, j'ai eu la chance de m'asseoir à la table d'un ténor de la cuisine française, qui proposait un menu estival totalement végétal. De plus, certaines cuisines exotiques peuvent à l'occasion nous satisfaire. Je pense à certains plats chinois, libanais ou indiens.

VOYAGES

Lorsque vous voyagez en avion, emportez des fruits secs et autres aliments déshydratés ; vous pouvez aussi, à la commande de votre billet, demander un menu végétarien, parfois végétalien. Lors de longs vols cependant, il est recommandé de boire énormément et d'éviter de manger, car l'air conditionné et vicié ambiant déshydrate. Ainsi, munissez-vous d'eau pure et d'aliments vivants concentrés, tels que les algues bleu-vert, et du jus de jeunes pousses de blé déshydraté. Vous serez nourri et oxygéné sans solliciter votre appareil digestif. Vous supporterez le décalage horaire et les différences climatiques avec d'autant plus de facilité.

RECETTES

Les recettes présentées ci-après ont toutes été expérimentées auprès d'un public nombreux, pas forcément ouvert à une alimentation différente. Le succès qu'elles ont remporté nous incite à vous les proposer comme initiation. Par la suite, n'hésitez pas à créer les vôtres, à votre goût et à celui de vos convives. La nature regorge de richesses infinies.

Ces recettes ont été concoctées par M. Charlie Cascio, avec lequel j'ai eu le plaisir de collaborer ces dernières années à la mise sur pied de séminaires, cours, stages, buffets, cocktails et dîners, tous basés sur le concept de l'alimentation vivante. Fort d'une réputation internationale et de vingt-cinq ans d'expérience dans la nutrition, M. Cascio, bien que fidèle à ses principes, ne cesse d'innover. Il sait s'adapter à une demande sans cesse croissante. Aussi les recettes qu'il nous présente ici ont-elles été élaborées pour un public qui souhaite opérer une transition alimentaire en douceur. Si les combinaisons alimentaires ne sont pas toujours respectées à la lettre, si certaines recettes impliquent une cuisson, n'oubliez pas que l'essentiel est vivant, ce qui permet une certaine souplesse. Quant à moi, je me limiterai à partager les réflexions que m'inspire chaque recette, et à vous présenter les ingrédients qui les composent. Il va sans dire que ces derniers constituent des exemples de la générosité et de l'immensité du règne végétal. L'ensemble de ces recettes a été conçu pour quatre personnes en moyenne. Mais comme la taille et la saveur des végétaux varient, à vous d'ajuster !

■ *Cocktails*

Les cocktails présentés sont pensés pour deux personnes ; ils doivent impérativement être consommés dans les minutes qui suivent leur préparation, car leurs principes actifs sont très sensibles à l'oxydation. Servez-les tels quels, à température ambiante, sans adjonction de glace.

Cocktail «Fruit and Grass»

- 1 tasse de jus de fruits fraîchement pressé.
- 1 cuil. à soupe de jus de blé fraîchement pressé.
- du gingembre pressé.

Centrifugez les fruits, pressez les pousses de blé, rajoutez le jus de blé et le gingembre pressés au jus de fruits. Mixez l'ensemble.

Remarques :

• Les **jus d'herbes** supportent mal les combinaisons trop acides ou trop douces. Optez donc plutôt pour des fruits neutres comme la pomme ou la poire.
• Évitez de mélanger trop de saveurs : votre cocktail aurait le goût de tout et de rien.
• Les **jus** : préférez les jus pressés frais. Les jus en bouteille, même de culture biologique, sont souvent pasteurisés, ce qui leur ôte l'ensemble de leurs principes actifs et une grande partie de leurs nutriments. Ainsi en va-t-il des jus de légumes, à l'exception de certaines marques qui ont mis au point des jus en bouteille lactofermentés, sans adjonction de sel et/ou de petit lait acidulé.
• La **pomme** : elle constitue avec l'avocat, la papaye et le citron le groupe des aliments alternatifs, qui se combinent bien avec à peu près tout.
• Le **jus de blé frais** : son élaboration nécessite la mise sur pied d'une culture (cf. le chapitre « Aliments vivants d'exception ») et l'utilisation d'une machine spécifique du type hachoir à viande. Néanmoins, ceux qui ne peuvent s'équiper ont la possibilité de se procurer du jus de blé ou de kamut déshydraté à raison de 1 g de poudre par personne.

• Le **gingembre** : il est originaire de l'Asie du Sud. C'est un rhizome, c'est-à-dire une racine souterraine ; à la différence d'une racine commune, il est en mesure de faire croître directement de nouvelles racines et pousses. Ses propriétés digestives sont unanimement reconnues. Il épice à merveille sauces ou boissons, desserts et autres friandises. On en trouve dans tous les magasins asiatiques et, depuis peu, dans les commerces de grande distribution. Il se conserve des mois dans la tourbe, au frais et au sec. Il a un goût très fort et très piquant dont l'excès peut incommoder certains. Utilisez-le avec parcimonie.

Élixir au jus de blé

- 2 carottes.
- 2 branches de céleri.
- 1 endive.
- 2 g de jus d'herbe de blé déshydraté.

Centrifugez les légumes, incorporez le jus d'herbe de blé, mixez l'ensemble.

Remarques :

• L'**endive** est un légume très aqueux ; il est aussi sensible et perméable aux traitements chimiques que la famille des salades vertes. C'est un légume des saisons fraîches. Les endives que vous trouvez en été ont donc été cultivées avec force moyens artificiels et toxiques. Leur valeur nutritionnelle est quasiment réduite à néant et leurs effets préjudiciables. Respectez donc le rythme des saisons, et si vous souhaitez consommer des aliments hypersensibles aux pollutions, assurez-vous de leur qualité biologique.
• Divers **jus verts déshydratés** commencent à apparaître en Europe. Ils sont composés de blé commun, de kamut ou d'orge ; choisissez selon vos goûts, en optant exclusivement pour leur forme « poudre » s'il s'agit de les incorporer à vos préparations.

Energy cocktail

- 3 carottes.
- 1 betterave.
- 1 pomme.

- 1 cuil. à café d'algue bleu-vert d'eau douce en poudre.
- 20 g de gingembre.
- 25 g de jeunes pousses de fenugrec.

Centrifugez l'ensemble des ingrédients sauf les algues. Ajoutez les algues et mixez.

Remarques :

• La **betterave crue** est réputée pour son goût très doux (8 % de sucre) et sa couleur pourpre due à un pigment nommé bêtacyanine. Riche en minéraux, elle se combine très bien avec des épices telles que l'ail et le gingembre.
• Les **algues bleu-vert d'eau douce** en poudre de qualité présentes sur le marché sont la spiruline, mais surtout l'algue *Aphanizomenon flos aquae* du lac Klamath, répertoriée sous l'appellation « algue klamat » (cf. le chapitre « Aliments vivants d'exception : les algues, sources de vie »).
• Le **fenugrec** est la graine d'une légumineuse originaire de l'Europe du Sud et de l'Asie. Ses principaux producteurs sont l'Inde, l'Égypte, le Liban et l'Argentine. Étant à la fois une graine et une légumineuse, le fenugrec est très riche en protéines. Les pousses de fenugrec croissent très rapidement. Laissez-les trois jours dans l'obscurité, puis trois ou quatre jours à la lumière. Elles n'ont pas besoin de beaucoup d'eau (cf. le chapitre « Aliments vivants d'exception : votre jardin d'intérieur »). Elles ont un goût légèrement piquant qui devient amer si on les laisse germer trop longtemps.

■ *Salades*

Lorsque l'on évoque la salade, on pense à ces merveilleuses feuilles vertes connues sous les noms de scarole, laitue, romaine, frisée, etc. Leur texture, leur goût, leur richesse en fibres et leur grande digestibilité devraient toujours leur assurer la première place dans la chronologie du repas. Par leur taille, leur forme et leur vulnérabilité aux sauces et autres ingrédients, les feuilles de salade supportent mal d'être mélangées à d'autres aliments. Ainsi sont-elles absentes de nos recettes qui présentent les salades sous la forme d'un mélange de saveurs vivantes.

Salade aux jeunes pousses et algues

– 50 g de lentilles germées.
– 50 g de graines de radis germées.
– 50 g de pousses d'alfalfa.
– 50 g de pousses de soja vert ou autres pousses.
– 1 petit radis noir ou navet.
– 1 gousse d'ail.
– 30 g de gingembre frais pressé.
– 25 g d'algue iziki trempée et rincée.
– 1 cuil. à soupe d'algue dulse.
– 5 cuil. à soupe d'huile d'olive vierge extra.
– 1 cuil. à soupe de tamari ou de kelpamar.
– 1 cuil. à café de graines de fenouil trempées.
– 50 g de graines de potiron trempées.
– 1 cuil. à café de jus de citron.
– 1 botte de radis rouges.

Mélangez le tout dans un grand bol.

Remarques :

• La culture de la **lentille** remonte aussi loin que celle du blé ou de l'orge. Elle est originaire de l'Asie du Sud-Ouest. À l'instar du pois chiche, elle est consommée quotidiennement en Inde, au Moyen-Orient et dans l'Europe du Sud. C'est une légumineuse très nutritive, riche en fer et en vitamine B. Elle est verte, brune ou rouge. Les lentilles germées requièrent 3 à 4 jours de germination jusqu'à ce que leur germe atteigne 1 à 2 cm de longueur. Elles sont très riches en protéines et ont un goût prononcé. Celles qui germent le mieux sont les lentilles vertes ou brunes (cf. le chapitre « Aliments vivants d'exception : la vie en bocal »).

• Le **radis** est originaire de l'est de la Méditerranée. La plupart des enzymes qui lui donnent son goût prononcé sont situées dans sa peau. Il suffit donc de le peler pour en modérer les effets. Les graines de radis germées sont riches en vitamine C et en potassium. Elles ont une saveur marquée. Elles se mélangent très bien aux autres graines germées. Elles germent en 3 à 5 jours.

• Les **pousses d'alfalfa** sont riches en protéines, en vitamines (notamment C). Elles ont un goût rafraîchissant et sont faciles à germer. Il suffit de les laisser 4 à 5 jours dans l'obscurité. Dès le quatrième jour, et jusqu'à leur consommation, elles réclament un bain de nettoyage quotidien pour les démêler et les débarrasser de leurs enveloppes. Lorsqu'elles ont atteint 3 à 4 cm de long, on les expose à la lumière pour qu'elles développent leur chlorophylle. Attention! Les pousses donnent dix fois leur volume de graines sèches!

• Le **navet** est cultivé depuis environ 4 000 ans en Eurasie. Il est arrondi, cerclé de vert en hiver et de pourpre au printemps. Il est très facile à cultiver, et ses feuilles sont comestibles.

• L'**ail** constitue un accompagnant de premier ordre dans le concept de l'alimentation vivante grâce à ses vertus antibiotiques et anti-inflammatoires. Les Chinois du Nord, qui en consomment énormément, sont réputés pour leur vitalité et leur santé. Les Indiens prétendent qu'il aide à la digestion de multiples aliments. Il agrémente les salades, les céréales et les légumineuses. Il stimule la sécrétion des glandes salivaires, favorisant ainsi la digestion. Son usage intensif est recommandé en automne, en hiver et au printemps pour renforcer le système respiratoire. Il doit son odeur à une huile, l'allicine, qui contient du soufre, connu pour ses qualités antibiotiques. Il est très efficace contre les bactéries pathogènes. Voici quelques « trucs » pour éviter d'incommoder votre entourage lorsque vous en avez consommé :

– évitez de le presser, mais consommez-le finement haché ;

– retirez son germe ;

– mâchez du persil, tout autre végétal riche en chlorophylle, des graines de fenouil ou d'anis ;

– si vous êtes patient, attendez que votre organisme soit nettoyé. Son odeur s'estompe alors naturellement.

Certains rejettent l'ail, ainsi que d'autres herbes et épices (cayenne, réglisse), en prétendant qu'ils contiennent des alcaloïdes. S'il est vrai que de nombreux aliments en contiennent, ce n'est pas sans raison : les alcaloïdes stimulent plutôt qu'ils n'excitent ; ce n'est pas le cas du café, du tabac, du thé, de l'alcool et autres drogues. Mais la nature a bien fait les choses, puisque les aliments sains qui contiennent des alcaloïdes naturels ne peuvent se consommer qu'en petites quantités à la fois. En effet, je n'ai encore rencontré personne qui soit capable de consommer 500 g d'ail par jour. Dans l'excès, tout ce qui est bon peut devenir mauvais.

• L'**algue iziki**, à l'instar de toutes ses consœurs marines, se présente sous forme séchée, fraîche conservée dans du sel, ou sous forme de paillettes. Dans les deux premiers cas, elle doit être trempée et rincée pour être réhydratée et dessalée. Certaines peuvent être consommées crues, d'autres nécessitent une cuisson. Certains prétendent que crues, elles ne peuvent être assimilées et qu'elles déminéralisent l'organisme. Les algues marines sont en général plus riches en magnésium, fer, iode, sodium, calcium, phosphore, vitamines A, B1, B12, C et E que les plantes terrestres. Elles apportent aussi des protéines et un hydrate de carbone très assimilable, connu sous le nom de futose. Elles ont un effet alcalinisant et purificateur ; elles tempèrent les effets acidifiants du sucre, des produits laitiers et des graisses animales. Très nutritives, elles doivent être consommées avec modération, leur excès pourrait provoquer à long terme une baisse d'énergie, de force et de vitalité.

• L'**huile d'olive**, comme son nom l'indique, est extraite d'olives originaires de la Méditerranée et cultivées depuis 3 000 av. J.-C. L'huile représente en moyenne 18 % de leur poids. Les huiles d'olive sont classées selon la méthode d'extraction et leur contenu en acide oléique libre, qui indique jusqu'à quel point les corps gras ont été transformés en acides gras (cf. le chapitre « Les corps gras »). Pour mériter le label « vierge extra », l'huile d'olive ne doit pas contenir plus de 1 % d'acide oléique libre. Achetez-la en bouteille de verre opaque. Son goût prononcé et spécifique se marie fort bien à d'autres saveurs, mais doit nous inciter à l'utiliser avec parcimonie.

• Le **tamari** et le **soyhu** sont des sauces de soja lactofermentées. Le soyhu contient aussi du blé. Ces deux produits peuvent servir de substituts au sel. Ce sont des condiments d'origine asiatique ; ils sont très utilisés dans la macrobiotique. La fermentation du froment et du soja dure traditionnellement 18 mois. Froment et soja sont transformés par l'*Aspergilus orizae* en complexe protéino-minéral (cf. le chapitre « Bactéries amies »). Cette hydrolyse protéinique dégrade les protéines, les glucides et les lipides par action enzymatique, ce qui rend ces produits très digestes. Cependant, ils sont acidifiants et très fortement salés ; à n'utiliser donc qu'occasionnellement et avec mesure. Ne choisissez que des produits préparés selon la méthode traditionnelle, et de provenance biologique. En effet, de nombreuses sauces de soja sont fabriquées rapidement à l'aide d'acide chlorhydrique, de soude caustique et de monoglutamate de sodium. Elles ne sont pas lactofermentées mais pasteurisées. Le tamari et le soyhu peuvent agrémenter vos sauces, vos légumes cuits, vos céréales et légumineuses.

• Le **kelpamar** est un sel marin non raffiné enrichi d'herbes et d'épices. Le sel est un concentré de deux minéraux essentiels, le sodium et le chlore. Il est à l'origine du mot salaire et représente à travers l'Histoire le petit « plus » qui embellit la vie, d'où l'expression « mettre du sel dans l'existence ». Il est honoré en cuisine pour sa saveur et son pouvoir conservateur, car il extrait l'eau des cellules microbiennes, empêchant ainsi leur développement. De nombreux aliments et additifs sont saturés de sel. On estime que l'Occidental moyen consomme vingt-cinq fois plus de sodium qu'il ne le devrait. Le fait que le sodium soit alcalinisant et le chlore acidifiant garantit le bon équilibre acido-basique (cf. le chapitre « Bases de vie ») du chlorure de sodium (sel), dans la mesure où il n'est pas raffiné. Lorsqu'il l'a été, à l'instar de tous les aliments déstructurés, il devient acidifiant. Le rôle du sodium est fondamental pour le maintien de l'équilibre osmotique, pour nos fonctions musculaires et pour la régulation des glandes sécrétoires. Le chlore constitue un composant majeur de notre suc gastrique. Les aliments riches en sodium sont essentiellement les olives et les algues marines. Ceux qui sont riches en chlore sont aussi les olives et les algues marines, ainsi que les dattes et les algues bleu-vert. Le sel marin, comme son nom l'indique, est extrait du milieu marin, donc nourri par un environnement minéral exceptionnel (cf. le chapitre « Les algues, sources de vie »). Non raffiné et correctement dosé, il a la faculté d'aiguiser le goût des aliments. En revanche, s'il est présent en excès, sa saveur prend le dessus, occultant toutes les autres. De plus, son usage excessif mène à de dangereux déséquilibres.

• Le **citron** se combine aussi bien avec les fruits qu'avec les légumes (cf. le chapitre « Les combinaisons alimentaires »). Malgré son goût acide, il est fortement alcalinisant lorsqu'il est mûr (cf. le chapitre « Bases de vie »). Très acide lorsqu'il n'est pas métabolisé, il a la faculté d'émulsifier les graisses et de ralentir le phénomène d'oxydation des aliments. Ainsi, un jus de citron sur un avocat l'empêche-t-il de rancir immédiatement. Mais toute médaille a son revers : parallèlement, le citron bloque l'activité enzymatique de nos aliments, interférant ainsi dans leur bonne digestion et assimilation. Curieux de ce phénomène, j'ai expérimenté le jus de citron à haute dose sur mes crudités coupées ; leur couleur en fut exacerbée mais leur digestion quelque peu perturbée. Par contre, lorsque je l'incorporai à une sauce incluant des corps gras, tels que l'huile d'olive, la purée d'oléagineux ou d'avocats, ma digestion se rétablit. Donc, si vous utilisez du jus de citron dans vos préparations, n'oubliez pas de lui donner une graisse à ronger! En revanche, le jus d'un demi-citron fraîchement pressé dilué dans un peu d'eau à jeun le matin, constitue un apport vitaminique, minéral de premier ordre, détoxiquant et alcalinisant.

Salade de poivrons rouges, fenouil et daikon

- 2 à 3 fenouils bien ronds.
- 1 grand poivron rouge.
- 25 g de graines de radis daikon germées.
- 15 g de graines de fenouil germées.
- 3 cuil. à soupe d'huile d'olive vierge extra.
- 1 cuil. à soupe de thym frais.
- 1 cuil. à café de tamari.
- 1/2 cuil. à café de levure alimentaire.

Coupez le fenouil en tranches fines en passant par son cœur. Coupez le poivron rouge en fines lamelles. Préparez la sauce. Incorporez-y les fenouils, le poivron et les graines germées.

Remarques :

• Le **poivron**, ou poivron-cloche, est le frère doux de la famille piquante des capsicum. Il est originaire d'Amérique du Sud. Il est cultivé en Europe depuis le XVIe siècle. On le rencontre vert, jaune, brun et rouge. Le poivron vert n'est simplement pas mûr. Il devient jaune ou rouge lorsqu'il mûrit. Vert, il a l'avantage de bien se conserver, et, de ce fait, il est plus facile à transporter, donc meilleur marché. Par contre, comme tous les végétaux cueillis avant maturité, il est déminéralisant (cf. le chapitre « Les fruits »), acidifiant et indigeste. Il vaut donc mieux l'éviter et préférer l'acheter jaune ou rouge.
• Le **daikon** est un long et large radis blanc d'origine japonaise, réputé pour son action émulsifiante sur les graisses. Ses graines germent dans les mêmes conditions que celles du radis (cf. la recette « Salade aux jeunes pousses et algues »).
• La **levure alimentaire** est composée d'une minuscule plante unicellulaire. Cultivée pour la consommation humaine, elle constitue un aliment très concentré, riche en protéines complètes (environ 50 %), en vitamine B, et en minéraux. La seule souche valable porte le nom de *Saccharomyces cerevisiae*. Elle

a un goût agréable, contrairement à la levure de brasserie, qui n'est pas aussi pure et complète. Il convient aussi de distinguer la levure alimentaire de la levure du boulanger qui ne peut être consommée à l'état brut.
Le processus de croissance de la levure alimentaire est arrêté par chaleur sèche pour éviter qu'elle continue à se développer dans l'estomac. La mort de la levure par déshydratation à chaud ne constitue pas un handicap majeur, car son contenu nutritionnel n'en pâtit pas trop. On a longtemps soupçonné la levure alimentaire de causer une affection très répandue, la candidose. On sait maintenant que la levure incriminée s'appelle *Candida albicans*, et non *Saccharomyces cerevisiae*.
Le fort contenu en phosphore de la levure alimentaire nécessite la présence simultanée d'aliments riches en calcium, et en magnésium pour sa métabolisation. Il est recommandé de ne pas consommer plus d'une cuillerée à café par jour de cet aliment très concentré. On peut le mélanger à l'eau, aux jus de fruits et de légumes, aux soupes, aux sauces et aux autres aliments, notamment en saupoudrant les salades.

Salade des Incas

– 200 g de quinoa.
– 3 civettes finement hachées.
– 2 à 3 tasses d'herbes sèches hachées telles que basilic, coriandre, menthe, persil, estragon, cresson.
– 2 tasses de salades variées coupées en lamelles.
– quelques herbes fraîches pour garnir.
– 25 g de pousses de quinoa hachées.
– 6 cuil. à soupe d'huile d'olive vierge extra.
– 1 cuil. à soupe de jus de citron.
– 1 cuil. à café de levure alimentaire.
– 50 g d'olives hachées.

Bien rincer le quinoa préalablement trempé pendant au moins huit heures. Le verser dans de l'eau à ébullition. Le faire cuire pendant dix minutes. Mélanger l'huile, le jus de citron, le tamari et la levure. Les incorporer au quinoa cuit. Ajouter les autres ingrédients et bien mélanger.

Remarques :

• Comme vous le constatez, une fois n'est pas coutume, cette recette implique **la cuisson** d'une céréale. Notez qu'il s'agit d'une céréale à tendance alcaline et exempte de gluten. Cette entorse à la rigueur du concept est donc pardonnable ! Par la présence de cette céréale cuite, cette salade constitue donc à elle seule un repas.

• Originaire des Andes, le quinoa est surnommé le riz des Incas. Répandu en Occident depuis peu, il n'a pas encore fait l'objet d'hybridations successives. C'est donc une céréale noble, très facile à préparer et à digérer, riche en protéines et au goût très agréable. Un trempage de quelques heures suffit à développer un petit filament, point de départ de sa germination. Il germe en deux à trois jours, et acquiert une saveur douce. Il suffit ensuite de l'abandonner un à deux jours aux rayons indirects du soleil pour qu'il se transforme en pousses.

• Charlie Cascio fait un usage généreux d'herbes aromatiques et d'épices, qui sont utilisées depuis la nuit des temps. Leur goût prononcé et spécifique, ainsi que leurs vertus thérapeutiques en font des aliments-médicaments. Toutes facilitent la digestion par la stimulation des glandes salivaires. Chaque pays ou région du monde a ses herbes et ses épices particulières. Généralement, leur odeur forte vous attire ou vous rebute. Comme leur arôme est libéré par la mastication, choisissez celles qui vous conviennent en vous fiant à votre odorat. Vous pouvez les cultiver en pot dans votre cuisine. Elles poussent généralement très facilement. Leurs modes d'utilisation sont nombreux et variés. On peut les consommer fraîches, finement hachées, mélangées aux aliments, séchées sous forme de poudre, d'infusions, d'essences et d'huiles essentielles. Si vous les utilisez sous forme concentrée, n'en abusez pas ; leurs effets peuvent être très marqués. Lorsque vous achetez herbes et épices séchées sous forme de paillettes ou de poudre, assurez-vous qu'elles ont été déshydratées à froid, en l'absence de toute irradiation, produit chimique ou sel. Pour agrémenter mes plats, le **persil** frais finement haché retient ma préférence. Je l'apprécie aussi mélangé à mes jus de légumes. Il est très riche en fer, en vitamines A et C. On lui prête de nombreuses vertus, mais je retiens surtout son goût et son pouvoir oxygénant, grâce à sa forte teneur en chlorophylle.

• Si vous avez déjà consommé une **olive** sur l'arbre, vous savez pourquoi elle nécessite certains traitements pour être consommable, surtout lorsqu'elle est cueillie verte. L'olive noire n'est que l'olive verte parvenue à maturité. Préférez donc les olives noires, saumurées par fermentation lactique. Elles vous rappelleront le goût prononcé de celles dont vous vous gaviez lors de vos dernières vacances sur les îles grecques !

Salade Mer et Terre

- 25 g d'algue iziki réhydratée et rincée.
- 25 g d'algue dulse réhydratée et rincée.
- 4 grands champignons de Paris coupés en fines lamelles.
- 50 g d'olives noires dénoyautées et hachées.
- 1 grande carotte râpée.
- 6 radis rouges.
- 50 g de jeunes pousses de petits pois, ou des petits pois frais.
- 50 g de jeunes pousses d'alfalfa ou de fenugrec et de lentilles ou soja vert germé.
- 2 échalotes finement hachées.
- 2 cuil. à soupe de persil frais haché.
- 2 cuil. à café de jus de citron pressé frais.
- 2 cuil. à soupe d'huile d'olive vierge extra.
- 1/2 cuil. à café de sel marin non raffiné ou 1 cuillerée à café de tamari.

Hachez les algues. Mélangez le jus de citron, l'huile, le sel marin non raffiné ou le tamari dans un grand bol. Incorporez les autres ingrédients en terminant par les jeunes pousses et les graines germées.

Remarques :

• Les **champignons** de Paris ou de couche cultivés dans l'ombre sont les plus répandus. Ils se consomment très bien crus. Ils sont très perméables aux irradiations et très sensibles à l'oxydation. Ne choisissez donc que des champignons très frais de provenance biologique. Après les fuites de la centrale de Tchernobyl, les champignons sauvages d'Europe ont servi de baromètre à l'évaluation des retombées radioactives sur l'environnement ; leur cueillette a même été interdite dans certains pays nordiques et en Allemagne. Le mode de prépara-

tion des champignons varie selon la famille à laquelle ils appartiennent. Si certains sont comestibles, d'autres peuvent être mortels. Lorsque vous hésitez au sujet de leur innocuité, ou de leur mode de préparation, adressez-vous à un mycologue averti. Vous éviterez ainsi une intoxication alimentaire souvent grave.
En règle générale, les **intoxications alimentaires** sont provoquées soit par des microbes et bactéries, soit par des produits chimiques.

1. Les risques microbiens.
Les microbes se développent surtout lorsque les aliments sont conservés à température ambiante, ou à la suite d'une rupture de la chaîne du froid. Ils ont pour nom :
– **Listéria**, que l'on trouve essentiellement sur les fromages à pâte molle, les viandes crues, la charcuterie. Elle est responsable de la listériose.
– **Chlostrinium botulinium**, qui concerne majoritairement les conserves mal stérilisées.
– **Salmonelle**, qui est la cause la plus fréquente d'intoxications alimentaires. La contamination se fait par la viande, les œufs et les produits laitiers.

2. Les risques chimiques.
Les contaminants chimiques sont d'origine variée. Ils peuvent émaner de traitements agricoles (nitrates ou pesticides), de pollutions ambiantes (irradiation, retombées radioactives) ou d'additifs (conservateurs ou colorants). Contrairement aux microbes, ils ne provoquent généralement pas de troubles digestifs. Par contre, on les soupçonne d'avoir à long terme des conséquences dégénératives.
– Les **nitrates :** présents dans les légumes, ils se transforment en nitrites ou nitrosamines sous l'action de la flore intestinale. En France, les normes journalières tolérées (220 milligrammes) sont largement dépassées ; on en trouve surtout dans les légumes feuillus traités, tels que les salades, qui sont de véritables « éponges à nitrates ».
– Les **hormones :** depuis 1988, l'Europe interdit l'utilisation d'hormones pour l'élevage de boucherie. Mais les utilisations clandestines continuent. À Puerto Rico, il y a quelques années, l'usage abusif d'hormones dans l'élevage bovin a provoqué la croissance des seins et l'apparition de menstruations chez les fillettes de 8 ans, ainsi que de nombreux cas d'impuissance masculine.

– Les **pesticides** : un légume est généralement soumis à une dizaine de traitements fertilisants, insecticides, pesticides, fongicides, antigerminateurs, conservateurs. On commence aujourd'hui à évaluer le coefficient de pénétration de ces produits à l'intérieur du légume. Si vous consommez des produits végétaux traités, n'économisez pas l'eau de lavage, et épluchez-les méthodiquement. Vous éliminerez en partie les particules chimiques.
– Les **additifs** : les additifs sont les conservateurs, colorants, antioxygènes dont la nocivité est prouvée. Les limites tolérées sont hélas très souvent dépassées.

Mais revenons à nos champignons : il y a quelques années, lors d'un voyage au Japon, j'ai été amené à déguster un succulent champignon parfumé du nom de **shi-ta-ke**. Curieux, j'interrogeai mes hôtes ; ils m'apprirent que l'Asie lui attribue des vertus gastronomiques et thérapeutiques incontestables. Il a la réputation très ancienne, d'augmenter la vitalité et de renforcer les défenses de l'organisme. De retour en Europe, je m'enquis de sa présence dans le commerce. S'il garnissait déjà les étals des échoppes asiatiques, on ne le trouvait que sporadiquement dans les magasins d'alimentation saine. Aujourd'hui, il est très répandu. Mais encore faut-il distinguer le bon grain de l'ivraie. Le meilleur que vous puissiez trouver doit avoir grandi en Asie, à l'état sauvage, avoir été déshydraté sans irradiation ou autres adjonctions chimiques. Pour le consommer, il suffit de le réhydrater pendant une heure, et de le mélanger à vos légumes ou céréales à cuire, après lui avoir retiré son pied. Pour ceux qui s'intéressent à ses vertus thérapeutiques, il existe aussi en France sous forme galénique ou liquide.
Son profil :

Nom commun : shi-ta-ke (champignon parfumé).
Surnom : élixir de vie.
Nom scientifique : *Lentinus edodes*.
Famille : pleurotacées.

Le shi-ta-ke est un champignon comestible à chair ferme et aromatique. À l'état sauvage, il pousse en Asie sur les troncs morts de plusieurs essences forestières ainsi qu'en montagne. En thérapeutique, on utilise son chapeau, garni de lamelles récurrentes aux bords souvent dentés. Il est aujourd'hui cultivé en quantité industrielle, et sa production est comparable à celle du champignon de couche en France. Il contient pratiquement tous les acides aminés, une proportion importante de polysaccharides dont le lentinan aux vertus immunostimulantes, de nombreux minéraux et oligo-éléments, et des vitamines, notamment celles du groupe B.

• Le **soja**, la légumineuse la plus répandue dans le monde, doit sa notoriété à sa richesse en protéines. Néanmoins, l'alimentation vivante ne le reconnaît que sous sa forme germée. En effet, le soja à l'état cru a un fort pouvoir antitrypsique, c'est-à-dire inhibiteur de trypsine, enzyme indispensable à l'assimilation des protéines. Il faut impérativement porter le soja à ébullition pendant au moins 30 minutes pour que ses protéines puissent être assimilées. Ainsi, tous les produits dérivés du soja sont cuits en l'état ; ils sont considérés comme morts. C'est le cas du lait, qui est de plus pasteurisé, et du tofu, coagulum du lait de soja. En revanche, les Asiatiques ont réveillé par fermentation lactique les qualités du soja dans certains produits, dont :

– Le **miso**, qui se présente sous la forme d'une pâte obtenue par la fermentation du soja pur, ou en combinaison avec du riz ou de l'orge. Cette fermentation au goût délicieux lorsqu'elle est rajoutée aux soupes, développe amylases, protéases et lipases.

– Le **tempeh**, dont les graines portées à ébullition sont ensuite lactofermentées.

Loin des aliments vivants d'exception, le miso et le tempeh, aliments morts dont les qualités ont été ressuscitées par fermentation (qui les rend acidifiants), peuvent constituer occasionnellement des « friandises » savoureuses.

Lorsque les fèves de soja sont germées, leur effet antitrypsique est fortement atténué, car leur germination métabolise déjà une partie de leurs protéines en acides aminés (cf. le chapitre « Aliments vivants d'exception : graines germées »).

Voici comment procéder : trempez les fèves de soja pendant 12 à 24 heures à température ambiante. Rincez-les très régulièrement pendant une germination qui dure de 3 à 6 jours. Avant de les consommer, retirez impérativement toutes les graines non germées.

■ *Sauces*

Les recettes qui suivent sont destinées avant tout à l'assaisonnement de vos salades vertes et à celui de tous les feuillus chlorophylliens. Elles s'adressent aussi à l'ensemble de vos crudités nature.

Assaisonnement à l'indienne

- 6 cuil. à soupe d'huile d'olive vierge extra.
- 1 cuil. à soupe de levure alimentaire.
- 1/2 cuil. à soupe de tamari.
- 2 cuil. à café de curcuma.
- 1/2 cuil. à soupe de guaram-massala.
- 2 cuil. à soupe de pousses de radis.

Mixez l'ensemble des ingrédients jusqu'à l'obtention d'une sauce à la consistance homogène.

Remarques :

• Le **curcuma**, ou safran des Indes, est un rhizome de la famille du gingembre, qui pousse horizontalement sous terre. C'est l'épice qui donne au curry sa couleur jaune. En Asie, on peut l'acquérir entier, mais en Occident il n'existe que sous la forme de poudre jaune vif. Il doit sa couleur à son principe actif, la curcumine, qui a des effets très bénéfiques sur la santé. Il est réputé pour ses propriétés digestives, ainsi que son effet rééquilibrant sur le métabolisme. Conservez-le dans l'obscurité, car la lumière l'oxyde.

• **Massala** est un terme indien qui définit un mélange d'herbes aromatiques, d'épices et de légumes. On identifie les massala par leur nom géographique. Ainsi guaram-massala. Hélas, de nombreuses préparations ont été irradiées ou cuites dans l'huile. Attention donc. Vous pouvez aussi concocter vos propres massala en utilisant les ressources végétales souvent mal connues de votre région. Ainsi naîtront peut-être « le Paris, le Bruxelles, le Montréal, ou le Genève massala »! Si vous vous lancez, utilisez un déshydrateur à circulation d'air chaud muni d'un thermostat et ne dépassez pas 50 °C.

Salsa calabrese

- 2 tomates.
- 1 bouquet de basilic frais.

- 50 g d'amandes épluchées et trempées une nuit.
- une gousse d'ail pressée.
- 1 cuil. à café de tamari.
- 1 cuil. à café de jus de citron fraîchement pressé.
- de l'eau pure.

Mixez tomates, ail et basilic. Incorporez le tamari, le jus de citron et les amandes, et remixez en y ajoutant progressivement l'eau pure jusqu'à obtention de la consistance d'une sauce à salade.

Remarques :

• Les **tomates**, avec les concombres, les courges, les courgettes, les poivrons-cloches et les aubergines, bien qu'étant botaniquement des fruits, sont assimilées à des légumes. Ils constituent la famille hybride des légumes-fruits. La tomate se combine bien avec les légumes très aqueux, surtout les feuillus verts. Elle est originaire du Pérou, et a été introduite en Europe par les Espagnols au XVIe siècle. À l'instar de ses cousins les poivrons, elle est souvent cueillie avant maturité et mûrie hors sol, ce qui, le cas échéant, la rend acidifiante et déminéralisante (cf. le chapitre « Les fruits »). Ses principes actifs, l'acide courmarique et l'acide chlorogénique, que l'on retrouve aussi dans les poivrons, les ananas, les fraises et les carottes, ont la faculté de prévenir ou de réduire la formation de nitrosamines ou nitrites dans l'organisme (cf. « Salade Mer et Terre »). La tomate est réputée pour sa forte teneur en vitamine C, localisée dans la matière gélatineuse qui entoure ses graines. À ceux qui se plaignent de mal digérer les tomates, je recommande de ne consommer que des tomates non traitées, mûries sur la plante, et de ne les combiner qu'aux légumes susmentionnés. Si les malaises perdurent, essayez de les peler. À l'instar des pommes de terre et des autres membres de sa famille, la tomate contient de l'acide oxalique, composé toxique, qui a tendance à s'accumuler dans l'organisme au fil du temps. Consommez donc des tomates uniquement pendant leur saison, c'est-à-dire en été.

• Le **basilic** : bien connu des Grecs et des Romains, le basilic évoque en moi le souvenir du pesto, dont j'assaisonnais généreusement mes pâtes lors de mes vacances en Italie. Cette combinaison d'ail, de basilic, d'amandes broyées et d'huile d'olive me ravissait. Prédisposition insoupçonnée ? Le basilic se distingue par son exceptionnelle concentration en potassium, magnésium, calcium

Sauce au gingembre doux

- 150 g de graines de courge trempées pendant une nuit.
- 2 cuil. à soupe de jus de gingembre frais.
- 1 cuil. à soupe de miel ou 1 cuil. à café de sucre de canne complet.
- 2 gousses d'ail.
- 1/4 de cuil. à café de piment de cayenne.
- 20 g de pousses de fenugrec.
- 1 cuil. à soupe de tamari.
- de l'eau ou du lait d'oléagineux.

Liquéfiez les graines de courge avec l'eau ou le lait d'oléagineux. Ajoutez les autres ingrédients et davantage d'eau si nécessaire jusqu'à l'obtention d'une crème.

Remarques :

• Les abeilles fabriquent du **miel** pour subvenir à leurs besoins et assurer leur multiplication. Lorsque l'homme le recueille en automne, il prive les abeilles de leurs réserves hivernales. En contrepartie, il les nourrit de sirop de saccharose.
Les transformations occasionnées par le nectar dans le jabot de l'abeille construisent le miel qui se compose de 80 % de glucose, fructose et saccharose, ainsi que d'acides organiques, d'enzymes, de principes azotés et de composants aromatiques, de quelques vitamines et minéraux. Le miel non édulcoré (très rare) par l'apiculteur ne perturbe pas l'assimilation du sucre, alors que le miel trafiqué soit dans la ruche, soit après la récolte, n'est pas recommandé.
Les aliments à base de sucre, de miel, de sirop d'érable, de fructose ou d'un quelconque produit sucrant raffiné ou synthétique doivent d'emblée être éliminés de notre alimentation. En revanche, lorsqu'ils sont complets, si possible non dévitalisés et/ou transformés, ils peuvent être consommés avec modération. Ma préférence va aux fruits secs broyés et mixés

(dattes), et au sucre de canne complet, dont la structure et le contenu nutritionnel sont bien plus harmonieux que le plus pur des miels qui, de plus, n'est pas végétal, puisqu'il est métabolisé par l'abeille.
La production de la **canne à sucre** commença en Chine bien avant notre ère. Au XVIIIe siècle apparut le sucre de betterave. Actuellement, les productions de canne à sucre et de betterave s'équilibrent dans le monde. La canne à sucre est cultivée dans les zones intertropicales et subtropicales, car elle exige un climat chaud et humide.
Le sucre de canne complet se distingue du sucre brut et du sucre raffiné :
– 100 g de sucre raffiné contiennent 44 milligrammes de sels minéraux ;
– 100 g de sucre brut en contiennent 333 milligrammes ;
– 100 g de sucre complet en contiennent 1,5 g, soit 50 fois plus que le sucre raffiné et 5 fois plus que le sucre brut, avec des quantités importantes de potassium, de magnésium, de calcium et de fer.
On prépare le sucre de canne complet (ou sucanat) ainsi : les cannes sont récoltées, puis écrasées et pressées. Leur jus est recueilli dans des bassins de terre cuite. Il est chauffé jusqu'à ébullition et brassé pendant un jour ou deux. Finalement, il reste au fond du bassin une masse desséchée et cassante qui constitue le sucre de canne complet. Si le sucre de canne brut n'est pas un produit naturel complet, c'est parce que son procédé d'élaboration aboutit à la séparation du sucre cristallisé et de la mélasse, considérée comme un déchet et pourtant fort riche en minéraux et vitamines.
Le sucre de canne complet ne perd pas la mélasse : il est intégral. Les propriétés originelles de la canne sont donc intactes, mais le sucre ne contient plus aucun principe actif, puisqu'il a été dévitalisé par cuisson au feu de bois. Le sucre de canne complet est donc dépourvu d'enzymes, et n'est pas un aliment vivant. Lorsque j'étais au Brésil, je consommais du jus de canne à sucre fraîchement pressé à raison de deux verres par jour. Il me procurait beaucoup d'énergie, se digérait très bien et n'occasionnait aucun trouble lié à une consommation excessive de sucre, fût-il complet. Les principes actifs faisaient la différence. Le sucre de canne complet de provenance biologique constitue donc un moindre mal, mais ne sera jamais aussi sain que le sucre que nous apportent les fruits frais ou secs (dont les dattes, qui en contiennent jusqu'à 60 %) et qui édulcore à merveille de nombreux desserts. Je distin-

guerai, pour terminer, les différentes sortes de sucres, afin de dissiper les confusions répandues à ce sujet :
– Le saccharose est le sucre raffiné extrait de la canne à sucre ou de la betterave.
– Le glucose est le sucre des fruits et du miel. Il est aussi synthétisé par notre organisme.
– Le fructose est le sucre des fruits, du miel et des légumes.
– Le lactose est le sucre du lait.
– Le miel est un mélange de fructose et de glucose.
– La mélasse est un résidu sirupeux, non cristallisable.
– Le sucre de canne complet est du jus de canne complet non cristallisé, obtenu par extraction mécanique.
– Le sucre de canne brut est du sucre cristallisé n'ayant pas été raffiné.
– Le sucre raffiné ou blanc, c'est de la saccharose pure, donc exempt de tout nutriment, dévitalisé, déstructuré et chimiquement traité.

• Ce que l'on appelle communément poivre de **Cayenne** n'est pas un poivre, mais un fruit-légume rouge à très forte saveur pimentée, de la famille des poivrons. Il doit son âcreté à la présence d'un alcaloïde appelé capsaicine qui se développe parallèlement au mûrissage du fruit. Il est très riche en vitamines, notamment en vitamine C. La capsaicine est reconnue pour ses vertus :
– digestives car elle stimule la sécrétion de salive et de suc gastrique,
– assimilatives car elle dilate les capillaires de l'intestin,
– éliminatives car elle accélère le péristaltisme.

On lui prête aussi des effets bénéfiques sur l'estomac, les intestins et le cœur. Si le piment de Cayenne peut irriter l'œsophage lors de renvois, il semble n'avoir aucune incidence sur l'ensemble de l'appareil digestif. Par contre, son âcreté peut se réveiller dans le côlon, et occasionner quelques désagréments chez ceux qui ont une muqueuse intestinale inflammée ou irritée. Hormis ces cas spécifiques, le piment de Cayenne est vivement recommandé.

■ *Soupes et crèmes*

Soupe aux courgettes et cresson

– 75 g de cresson.
– 1 courgette moyenne.

- 1 poivron rouge.
- 30 g de céleri en branche.
- 1 échalote.
- 2 cuil. à soupe de tamari.
- 1 avocat.
- du liquide pour diluer.

Mixez tous les ingrédients sauf l'avocat. Ajoutez l'avocat, diluez. Chauffez la soupe au bain-marie à une température maximale de 45 °C.

Remarques :

• L'**avocat** fait partie des fruits considérés comme des légumes. Nous connaissons trois familles d'avocats non hybridés : les mexicains, les guatémaltèques et les antillais. L'avocat se distingue de tous les autres fruits :
– Il ne commence à mûrir qu'une fois coupé de son arbre.
– Il contient environ 20 fois plus de graisse (20 %) que les autres fruits.
– Il est indigent en vitamines A et C, mais riche en vitamine B et en minéraux.
– Sa teneur en sucre diminue parallèlement à sa maturation.
– Il a besoin d'oxygène constant pour mûrir, il rancit très rapidement par action enzymatique.
Sa spécificité nous incite à le traiter de manière particulière :
– Laissez-le mûrir à l'air libre, à température constante et sous une douce luminosité.
– Même mûr, ne le stockez jamais au réfrigérateur, car il rancit très rapidement, et s'imprègne du goût des aliments.
– Une fois ouvert, afin d'éviter son rancissement, aspergez sa chair de jus de citron.
Sa versatilité et sa texture nous permettent de multiples emplois, car il s'intègre bien à de nombreuses recettes. Il supporte par exemple très bien les épices, car il s'imprègne de leur goût. Il peut aussi constituer la base liante de nombreuses sauces. On le retrouve parfois dans les desserts.

Crème de carotte altiplano

- 1 tasse à 1 tasse et demie de jus de carotte.
- 75 g de graines de tournesol et de pignons trempés pendant au moins 5 heures.
- 30 g de céleri en branche dont on a ôté les fils et qu'on a coupé en rondelles.
- 30 g de pousses de quinoa.
- 1 cuil. à soupe d'huile d'olive vierge extra.
- 1 cuil. à soupe de tamari.
- 1/4 de cuil. à café de cumin.
- 1 cuil. à soupe de ciboulette hachée.
- 1 gousse d'ail pressée.
- 1/2 l d'eau, de lait de soja ou d'amande.

Mixez le jus de carotte avec les graines trempées jusqu'à liquéfaction. Incorporez tous les autres ingrédients sauf le quinoa. Liquéfiez à nouveau, chauffez au bain-marie à une température maximale de 50 °C. Parsemez de quinoa au moment de servir.

Remarque :

• Ne trempez jamais vos **graines de tournesol** dans le même récipient que d'autres graines. Le contact avec l'eau détache leurs enveloppes qui remontent à la surface lorsque l'eau est remuée. Ces enveloppes sont indigestes, il convient donc de les retirer.

■ *Crêpes*

Les crêpes présentées ci-dessous, malgré leur cuisson, sont beaucoup plus saines et digestes que les crêpes habituelles, puisqu'elles ne sont pas composées de farine, mais de céréales entières, germées de surcroît, donc prédigérées. Pour la confection de ces recettes, je vous conseille l'utilisation d'une poêle dont le matériau ne nécessite pas la présence de lubrifiants gras (cf. le chapitre « Les corps gras »).

Crêpe au sarrasin germé

- 100 g de sarrasin trempé pendant une nuit et germé pendant 8 heures.
- 3/4 de litre d'eau pure.
- 1 pincée de sel marin non raffiné.

Mixez tous les ingrédients jusqu'à l'obtention d'une pâte à crêpe. Chauffez votre poêle. Versez la pâte dans la poêle. Attendez que des bulles se forment à la surface et que la crêpe se décolle facilement. Retournez la crêpe.

Remarque :

• Le **sarrasin** n'est pas une vraie céréale car ses fruits qu'on appelle graines sont analogues à ceux des fraises. Il est originaire d'Asie centrale et a été introduit en Europe à la fin du Moyen Âge. Son usage est très répandu en Europe de l'Est. Il est exempt de gluten, riche en protéines (dont 5 acides aminés essentiels), en vitamine B, en rutine, en minéraux et oligo-éléments. Après son trempage, rincez-le bien pour vous débarrasser de la substance gélatineuse qui s'est détachée des graines.

Crêpe provençale

- 150 g d'épeautre trempé pendant une nuit, et germé pendant 2 à 3 jours.
- 1 litre d'eau pure.
- 1 cuil. à café de thym.
- 2 cuil. à café de tapenade.

Préparation identique à celle de la recette précédente.

Remarques :

• L'**épeautre** est un blé noble (Cf. « Le gluten »), très assimilable. Son usage se répand en boulangerie comme substitut du blé.

• La **tapenade** est une spécialité provençale qui se présente sous la forme d'une pâte d'olives épicée.

Crêpe à l'avoine

- 100 g d'avoine trempé pendant une nuit et germé pendant 8 heures.
- 20 g de graines de sésame trempées pendant une nuit et germées pendant 8 heures.
- 3/4 de litre d'eau pure.
- 1 pincée de sel marin non raffiné.

Préparation identique à celle des recettes précédentes.

■ *Pains esséniens*

Pain essénien au blé

- 400 g de blé dur.

Trempez le blé pendant 12 heures. Rincez et faites germer pendant 2 jours avec un rinçage biquotidien. Broyez le blé avec un appareil de type hachoir à viande jusqu'à l'obtention d'un pâte lisse. Pétrissez la pâte. Huilez la plaque et couvrez-la de graines de sésame, de tournesol ou de lin. Humectez vos mains et pétrissez jusqu'à obtention d'une pâte d'environ 3 centimètres. Mettez au four préalablement chauffé à une température de 50 °C maximum, en ayant pris soin de disposer un bol d'eau dans le fond. Abandonnez la pâte pendant environ 3 heures, jusqu'à ce qu'elle se raffermisse. Retirez le pain du four, laissez-le refroidir à température ambiante, et conservez-le au frais.

Remarque :

• Le **pain essénien** est un aliment vivant, à forte activité enzymatique. Il est donc primordial de le conserver au froid pour éviter qu'il ne fermente trop et trop rapidement. Sa durée de conservation varie de 4 jours à une semaine.

Pain essénien de seigle

- 400 g de seigle trempé puis germé pendant 2 jours.
- 2 cuil. à soupe d'huile d'olive vierge extra.
- 2 cuil. à soupe de tamari.
- 3 à 4 cuil. à soupe de flocons d'algues marines.
- 1 cuil. à soupe de levure alimentaire.

Broyez le seigle au moyen d'un appareil de type hachoir à viande jusqu'à obtention d'une pâte lisse. Incorporez les autres ingrédients, humectez vos mains et pétrissez bien. Couvrez une plaque avec des graines de sésame, de lin ou de pavot. Aplatissez la pâte jusqu'à épaisseur d'environ 1,5 cm. Disposez la pâte au four, abandonnez-la pendant près de 2 heures dans le four à 50 °C, préalablement chauffé.

Remarque :

• Le seigle germé a l'avantage de contenir très peu de gluten et d'avoir un goût plus doux que le blé.

■ *Pizza vivante*

Pâte à pizza

- 400 g de blé dur germé pendant 2 jours.
- 2 cuil. à soupe d'ail en poudre.
- 2 cuil. à soupe de basilic.
- 2 cuil. à soupe d'origan.
- 2 cuil. à café de sel marin non raffiné.

Référez-vous à la recette du pain essénien jusqu'au pétrissage. Incorporez les autres ingrédients à la pâte. Lubrifiez une plaque à gâteau avec de l'huile d'olive. Aplatissez la pâte sur la plaque jusqu'à obtention d'une épaisseur de 1 cm pour une pâte fine, de 2 à 3 cm pour une pâte épaisse. Abandonnez au four préchauffé à 50 °C pendant 2 à 3 heures en ayant préalablement disposé un bol d'eau au fond du four. Si vous souhaitez une pâte sèche, laissez-la au four plus longtemps.

Mélange à pizza

- 6 tomates.
- 1 gousse d'ail.
- 1/2 cuil. à soupe de basilic.
- 1/2 cuil. à soupe d'origan.
- 1/2 cuil. à soupe de graines de fenouil.
- 1/2 cuil. à café de sel marin non raffiné.

Faites un coulis de tomates à l'aide d'une passoire à tomates. Rajoutez au coulis tous les autres ingrédients. Répandez le mélange sur la pâte après la cuisson.

Remarque :

• Toutes les recettes qui incluent des tomates peuvent être modifiées en utilisant du poivron rouge à la place des tomates.

Fromage à pizza végétal

- 200 g de graines de tournesol trempées une nuit.
- 100 g de noix de cajou trempées une nuit.
- 100 g de pignons de pin trempés une nuit.
- 2 cuil. à soupe de levure alimentaire.
- 1 cuil. à café de sel marin non raffiné.
- 1/2 litre d'eau pure.

Mixez les oléagineux avec l'eau. Disposez la crème obtenue dans une fine passoire ou dans un torchon. Laissez égoutter pendant 3 heures. Incorporez tous les autres ingrédients. Mettez le tout au frigo et attendez une semaine avant de le consommer, soit tel quel, soit pour en garnir vos pizzas.

■ *Crackers d'épeautre*

- 50 g d'amandes trempées pendant une nuit.
- 200 g d'épeautre germé pendant 2 jours.
- 4 cuil. à soupe de sucre de canne complet.
- 2 cuil. à soupe de cannelle.
- 2 cuil. à café d'algue bleu-vert.

Broyez l'épeautre jusqu'à l'obtention d'une pâte. Pétrissez. Ajoutez-y la cannelle et le sucre de canne complet. Confectionnez de petites formes selon votre inspiration. Déposez-les sur une plaque à gâteau lubrifiée. Saupoudrez-les de cannelle et disposez-les soit dans votre déshydrateur à circulation d'air chaud, à une température maximale de 50 °C, soit dans votre four préchauffé à 50 °C maximum. À conserver au frais (Cf. « Pain essénien »).

■ *Hummus*

- 200 g de pois chiches germés.
- 100 g de graines de sésame trempées et moulues ou 4 cuil. à soupe de tahini cru.
- 2 cuil. à soupe de jus de citron pressé frais.
- 1 gousse d'ail pressé.
- 1 cuil. à soupe de tamari.
- 1/2 cuil. à café de cumin en grain.
- 1/2 cuil. à café de piment de Cayenne.

Cuisez vos pois chiches germés à la vapeur jusqu'à ce que leur texture s'adoucisse. Réduisez en pâté tous les ingrédients progressivement avec la lame en « S » de votre centrifugeuse. Ajoutez un peu d'eau si le mélange est trop épais.

Remarques :

• L'**hummus** est une préparation originaire du Moyen-Orient (Liban). Il est bénéfique en toutes saisons. Vous pouvez en garnir votre pain, vos crackers, toutes sortes de légumes coupés, vos salades, ou le mélanger aux salades et aux jeunes

pousses pour farcir vos poivrons rouges. Les pois chiches germent très facilement. Trempez-les 24 heures, rincez-les, faites-les germer au moins 48 heures dans l'obscurité en laissant filtrer un peu d'air. Laissez un fond d'eau dans le récipient, rincez régulièrement. Vous pouvez utiliser un plat que vous recouvrez de son couvercle légèrement décalé.
Je vous recommande de ne pas consommer les légumineuses crues, même germées. En effet, leur germination n'élimine pas tous les inhibiteurs d'enzymes. Elles peuvent donc s'avérer indigestes et vous causer des gaz. À l'instar de toutes les graines germées, les légumineuses germées cuisent beaucoup plus vite que celles qui ne le sont pas. Un autre moyen d'améliorer et de réduire leur temps de cuisson est d'y incorporer des algues marines de type wakame que vous retirez en fin de cuisson. Si vous cuisez vos légumineuses dans l'eau, rincez-les bien, car cette dernière a drainé les inhibiteurs d'enzymes.
• Le **tahini** est une pâte tendre composée de graines de sésame moulues. Son usage est aussi très répandu au Moyen-Orient. On trouve plusieurs sortes de tahini dans le commerce. Choisissez-le cru et pur, sans adjonction de sel ou autres épices. Il peut constituer une base pour toutes les sauces à salade (Cf. « Sauces »). Il se dilue très facilement et supporte fort bien la compagnie de jus de citron.

■ *Pâté germé*

- 300 g de graines de tournesol trempées pendant une nuit.
- 100 g d'amandes trempées pendant une nuit.
- 100 g de pépins de courge trempés pendant une nuit.
- 1 gousse d'ail.
- 30 g de gingembre.
- 3 cuil. à soupe d'huile d'olive vierge extra.
- 4 cuil. à soupe de tamari.
- 3 cuil. à soupe de levure alimentaire.

Rincez les graines trempées et égouttez-les. Mixez-les jusqu'à obtention d'une pâte homogène. Écrasez l'ail et le gingembre. Incorporez-les aux autres ingrédients et mixez. Le pâté se conserve très bien au réfrigérateur pendant 10 jours.

Remarques :

• À l'instar de l'hummus et des recettes à base d'avocat, le pâté germé constitue un aliment vivant riche qui, ajouté à vos préparations, peut suffire pour un véritable repas.
• Globalement, l'alimentation vivante requiert une faculté d'anticipation et un peu d'organisation; surtout en ce qui concerne la germination. C'est une discipline similaire, toutes proportions gardées, à celle de l'agriculteur ou du maraîcher lorsqu'il plante ses légumes, ses arbres fruitiers ou ses céréales. Même s'il en a envie dans l'instant, il doit attendre la récolte. Si vous vous lancez dans la pratique de la germination, une fois habitué, vous réaliserez le peu de temps qu'elle nécessite, et vous aurez en prime le plaisir d'assister au quotidien au développement végétal.

■ *Légumes et plats*

Carottes à l'estragon

- 250 g de carottes épluchées en fines lamelles avec un éplucheur (Économe).
- 2 cuil. à soupe d'estragon frais.
- 3 cuil. à soupe d'huile d'olive vierge extra.

Cuisez les carottes pendant une minute à la vapeur. Incorporez l'huile et l'estragon. Servez.

Remarque :

• Les légumes crus saisis à la vapeur pendant un laps de temps très réduit conservent nombre de leurs principes actifs et de leurs nutriments. Une telle pratique ne vise qu'à exacerber leur arôme et, le cas échéant, leur couleur.

Fettuccine de courgettes

- 3 grandes courgettes.

À l'aide d'un éplucheur (Économe), épluchez les courgettes en fines et longues lamelles jusqu'aux pépins. Mélangez-les à leur sauce (cf. ci-dessous) et chauffez légèrement.

Remarques :

• Les **fettuccine** évoquent une des nombreuses sortes de pâtes alimentaires. Si nos fettuccine sont complètement végétales et crues, vous avez aussi la possibilité d'en acquérir de saines, sous forme de nouilles à base de farine de sarrasin intégrale. Elles ont pour nom *soba* ; elles sont originaires d'Asie, et composées uniquement de farine de sarrasin intégrale lorsqu'elle sont étiquetées « 100 % ». N'en abusez pas, car à l'instar de toutes les farines (cf. « Pains »), elles sont dévitalisées. Certains reprochent aux sobas 100 % d'être impossibles à cuire ; ils obtiennent systématiquement une bouillie peu appétissante. Pour éviter cet écueil, jetez vos sobas dans trois fois leur volume d'eau bouillante, remuez-les sans arrêt en y incorporant à trois reprises un verre d'eau froide. Après quelques minutes, lorsqu'elles sont encore fermes, égouttez-les et rincez-les à l'eau froide. Terminez leur cuisson à feu doux, soit à la vapeur, soit dans un fond d'eau en y ajoutant votre sauce et autres ingrédients. Remuez sans discontinuer pendant environ deux minutes. Vous devriez vous régaler !

Fettuccine salsa

- 6 tomates.
- 1 gousse d'ail écrasée.
- 50 g d'olives dénoyautées et hachées.
- 1 bouquet de basilic frais.
- 1 cuil. à soupe d'origan.
- 1 cuil. à soupe de graines de fenouil.
- 6 abricots secs trempés pendant 5 heures.
- 1 cuil. à café de sel marin non raffiné.

Mixez grossièrement les tomates. Versez dans un bol. Ajoutez ail, olives, basilic, abricots, origan, fenouil et sel. Laissez reposer quelques heures pour permettre au goût de se développer. Incorporez la sauce à vos fettuccine et chauffez légèrement.

Remarque :

• L'utilisation d'**abricots** dans une sauce à « pâte » peut vous paraître barbare. Détrompez-vous, car les abricots secs trempés sont des fruits comme les tomates et les olives. Ainsi, pas d'incompatibilité majeure. Il sont là pour contrebalancer l'acidité des tomates. Cela dit, si vous utilisez du poivron rouge à la place des tomates, l'ajout d'abricots secs trempés devient plus aléatoire.

Pilaf d'épeautre

- 250 g de carottes finement râpées ou hachées.
- 200 g d'épeautre trempée pendant 15 heures.
- 50 g d'amandes trempées pendant 8 heures et hachées.
- 4 cardamomes écrasées.
- 1 gousse d'ail écrasée.
- 1 cuil. à soupe d'huile d'olive vierge extra.
- 1 cuil. à café de miel.
- 1 pincée de piment de Cayenne.
- 1 pincée de sel marin non raffiné.

Mélangez les carottes, l'épeautre et les amandes dans un grand bol. Préparez la sauce en mélangeant l'huile, l'ail, les cardamomes, le miel, le Cayenne et le sel. Versez dans un grand bol et mélangez bien. Couvrez et chauffez au four à 50 °C maximum.

Remarque :

• Par sa saveur aigre-douce, ce plat peut vous rappeler quelques souvenirs d'Asie.

■ *Douceurs vivantes*

Je me permets d'insister sur un principe déjà mentionné dans le chapitre sur les combinaisons alimentaires : il est important de consommer vos douceurs, fussent-elles vivantes, à distance raisonnable de vos repas, après 2 ou 3 heures. Ainsi verrez-vous votre digestion grandement allégée et facilitée.

Pâte à tarte

- 200 g d'oléagineux trempés ; au choix : noix, amandes, noisettes, pignons.

– 100 g de fruits secs non trempés ; au choix : dattes, abricots, raisins, figues.

– 1 cuil. à café d'épices douces ; au choix : vanille, cannelle, clous de girofle, cardamome, noix de muscade.

– 1/4 de cuil. à café de sel marin non raffiné.

– 1/2 cuil. à café de jus de citron pressé frais.

Rincez et égouttez les oléagineux. Mélangez les fruits secs et le jus de citron. Réduisez-les en purée dans votre centrifugeuse avec la lame en « S ». Hachez les oléagineux. Incorporez-les à la purée. Versez la purée dans un bol. Incorporez les autres ingrédients et mélangez. Si la pâte obtenue est trop molle à votre goût, ajoutez des flocons d'avoine, ou de la noix de coco râpée. Pétrissez et étalez la pâte dans un moule à tarte. Utilisez-la telle quelle ou déshydratez-la dans votre déshydrateur ou dans un four à 50 °C pendant 3 heures ou laissez-la quelques minutes au congélateur.

Avant de servir, couvrez-la de votre préparation préférée.

Compote de pommes

– 6 pommes moyennes.

– 100 g de raisins secs trempés pendant 4 heures.

– 2 cuil. à café de cannelle.

– 1 cuil. à café de clou de girofle.

Épluchez les pommes et ôtez leur cœur. Coupez-les en lamelles et mixez-les. Si elles sont difficiles à réduire en purée, ajoutez une cuillère d'eau pure. Incorporez les autres ingrédients. Servez tel quel, ou après un passage au réfrigérateur.

Tarte aux pommes

– pâte à tarte.

– compote de pommes.

– pommes.

Préparez la pâte (cf. ci-dessus). Préparez la compote (cf. ci-dessus). Couvrez la pâte d'une fine couche de compote. Lavez quelques pommes, ôtez leur cœur, coupez-les en fines tranches, disposez-les sur la compote, aspergez-les d'un filet de jus de citron. Servez tel quel ou légèrement tempéré.

Sorbet banane-fraise

- 5 bananes mûres non gazées.
- 350 g de fraises.
- 1 cuil. à soupe de miel (facultatif).

Épluchez les bananes. Lavez et équeutez les fraises. Disposez-les dans un récipient et mettez-les au congélateur. Laissez-les jusqu'à congélation. Sortez-les du congélateur, coupez les bananes en dés, mixez fraises et bananes, ajoutez le miel le cas échéant, servez immédiatement.

Remarque :

• Contrairement à la chaleur, le froid a une incidence mineure sur les principes actifs des aliments. Malgré cela, la **congélation** et la consommation d'aliments congelés ne doivent intervenir qu'exceptionnellement. Les grands froids, comme les grands chauds, perturbent notre digestion. Les aliments devraient en effet être consommés à une température proche de celle de notre corps.

Mousse aux dattes

- 100 g d'amandes trempées pendant une nuit.
- 200 g de dattes trempées pendant 3 heures dans 1/2 litre d'eau.
- 1 cuil. à café d'essence naturelle de vanille.
- 2 g d'agar-agar en poudre ou 4 g d'agar-agar en flocons.

Retirez la peau des amandes. Versez l'eau de trempage des dattes dans votre mixeur. Mixez avec les amandes pelées, les dattes et la vanille. Dissolvez l'agar-agar dans 1/4 de litre d'eau bouillante. Laissez-la refroidir pendant 15 minutes. Mélangez-la aux ingrédients mixés et remixez le tout à grande vitesse pendant 4 à 5 minutes. Répartissez la mousse dans des ramequins, mettez au réfrigérateur.

Remarque :

• L'**agar-agar** est une source gélatineuse riche en minéraux. Elle provient d'une algue marine. On peut l'utiliser comme gélifiant dans de nombreuses préparations. Vous la trouverez dans les magasins asiatiques ou les magasins d'aliments sains sous forme de flocons, de barres ou de poudre.

SUGGESTIONS DE CIRCONSTANCE

Le moment semble venu d'assembler nos connaissances pour composer un menu. Voici quelques suggestions :

Menu 1

Apéritif
Cocktail « Fruit and Grass »
Rondelles de courgettes déshydratées assaisonnées au tamari
Entrée
Pâté de graines germées sur canapés de pain essénien
Plat
Fetuccine de courgettes dans leur sauce
Dessert
Sorbet fraise-banane

Menu 2

Apéritif
Energy cocktail
Crackers d'épeautre
Potage
Soupe aux courgettes et cresson
Entrée
Salade Mer et Terre
Plat
Salade des Incas
Dessert
Mousse aux dattes

Menu 3

Apéritif
Élixir au jus de blé
Mélange de légumes en lamelles déshydratées
Potage
Crème de carottes altiplano
Entrée
Salade de jeunes pousses et algues
Plat
Pilaf d'épeautre
Dessert
Compote de pommes avec fromage végétal

À PROPOS DU COÛT

En guise de café (de céréales bien sûr !), voici quelques ultimes précisions.

Si vous rencontrez quelques difficultés à vous procurer certaines graines à germer proposées dans les recettes, ne vous découragez pas. Lorsque vous connaîtrez plusieurs graines germées et jeunes pousses, vous distinguerez sans peine les différentes familles, leurs propriétés et leurs goûts respectifs. Vous vous rendrez compte que les différentes graines sont interchangeables.

Si vous n'êtes pas en mesure de faire germer vos graines, ne vous en privez pas pour autant. De nombreuses boutiques d'aliments sains et certains supermarchés proposent une gamme bien fournie de graines germées et de jeunes pousses. Dans la mesure du possible, choisissez-les d'essence biologique.

Lorsque je parle du concept d'alimentation vivante, je me heurte souvent à l'objection du coût des aliments biologiques. S'il est vrai que certains produits frais atteignent des prix rédhibitoires dans certaines boutiques, le rapport qualité-prix des produits manufacturés est excellent. De plus, lorsqu'on s'alimente essentiellement de végétaux, les viandes, poissons, produits laitiers et alcools quittent nos préoccupations quotidiennes. Je crois me souvenir de leurs prix plutôt élevés. Payer un peu plus cher des produits complets, non traités ou irradiés, nourrissants et sains, ne me paraît pas un handicap majeur face aux calories vides des produits raffinés, toxiques et dévitalisés. Quant aux légumes et aux fruits, je vous rappelle qu'ils sont tout à fait accessibles auprès des producteurs et coopératives biologiques.

Un organisme officiel a conduit, il y a quelques années, une enquête comparative sur la composition et le coût du panier de la ménagère dans un quartier populaire de Paris et dans un arrondissement plus favorisé. Celui de la ménagère des quartiers populaires se révéla chargé de calories vides plutôt onéreuses, sodas, petits gâteaux, pommes chips, céréales raffinées, pain blanc, conserves, surgelés, etc. Celui de la ménagère bourgeoise, composé essentiellement de produits frais, se révéla nettement plus nourrissant, et dans l'absolu, meilleur marché. L'option qualité-santé serait-elle une question d'éducation et de statut social ? Cette injustice momentanée sera néanmoins corrigée le jour où ceux qui ont accès à la qualité la rendront accessible au plus grand nombre par l'importance de leur demande.

Le succès croissant du département biologique d'une grande chaîne de distribution suisse (Coop) ne me contredira pas. En rupture régulière de stock, incapables de répondre momentanément à la demande, les magasins Coop proposent, à coup de campagnes publicitaires, aux agriculteurs qui sont prêts à transformer leurs exploitations, de financer leur conversion à l'agriculture biologique. Plutôt encourageant !

USTENSILES

L'adaptation d'une cuisine à l'alimentation vivante est peu onéreuse. Dans un premier temps, faites preuve de créativité avec votre batterie habituelle. Néanmoins, certains ustensiles peuvent grandement faciliter votre tâche :

– Un équipement de germination et de culture de jeunes pousses (cf. le chapitre « Aliments vivants d'exception »).

– Une machine à extraire les jus d'herbe de blé, de jeunes pousses et autres herbes.

– Une machine à jus de légumes et de fruits.

– Une centrifugeuse.

– Un mixeur.

– Un déshydrateur à circulation d'air chaud avec thermostat.

Depuis peu, il est possible d'acquérir en Europe une machine réputée aux États-Unis pour sa commodité et son respect de la structure des aliments. Elle est connue sous le nom de « champion ». Elle accomplit les tâches suivantes : extracteur de jus, râpe, mixeur, sorbetière, moulin à céréales, broyeur.

Le « champion » a donc l'avantage de rassembler de nombreuses fonctions dans une même machine. Quant aux machines à extraire les jus d'herbe de blé, il convient encore, hélas, de les commander aux États-Unis (cf. « Quelques adresses utiles »).

LE CAS PARTICULIER DE L'*ALOE VERA*

Conclure ce chapitre intitulé « La vie à la bouche » sans évoquer l'aloès relèverait de l'imposture. Sa spécificité ne lui laisse aucune place au sein des recettes ou dans le chapitre traitant des aliments vivants d'exception. Néanmoins, sa consommation génère de tels bénéfices que je ne pouvais la passer sous silence.

■ *Une « plante royale »*

L'*Aloe vera* est qualifiée par les Chinois de plante royale. Ce terme élogieux est réservé aux quelques plantes qui s'inscrivent dans le mouvement de la vie car elles s'adaptent à chaque organisme et à ses besoins spécifiques. Elles ont la réputation de renforcer nos points faibles et de réguler l'ensemble de notre système. Lors de mes études au centre Hippocrates en Floride, j'ai eu la chance de découvrir cette plante du désert aux vertus insoupçonnées et incommensurables, à la résistance hors du commun. Le matin, à jeun, nous pressions de belles branches d'aloès pour en extraire le suc que nous buvions ou appliquions sur les impuretés, boutons et autres brûlures de l'épiderme. Son efficacité n'avait rien de placebo.

J'ai l'honneur de vous la présenter.

C'est de l'Égypte ancienne que datent les premières allusions aux usages cosmétiques et médicinaux de cette plante mystérieuse. Sa réputation s'est forgée chez les Arabes, les juifs, les bouddhistes, ainsi que chez les chrétiens, grâce au témoignage de personnalités telles que Hippocrate, Discoride, Pline l'Ancien, et avec l'aval des médecines traditionnelles orientales (Chine, Inde). L'aloès croît partout où les conditions de son sain développement sont réunies : climat chaud, eau, soleil, terrain non argileux (très aéré et perméable). C'est une liliacée cactacée à feuilles succulentes.

En effet, l'*Aloe vera* et les plantes de son espèce (300) appartiennent à la famille des liliacées, avec les tulipes, les jacinthes, l'ail et l'oignon. Cependant, seules quinze de ses consœurs partagent certaines de ses vertus régénératrices. Les autres sont des plantes ornementales. Ce qui la rend succulente, c'est sa faculté d'emmagasiner dans ses feuilles le suc nutritif qui lui permet d'assurer la photosynthèse. On la rencontre surtout dans les régions désertiques, et ses racines se développent à quelques centimètres de la surface du sol. Elle se reproduit soit par graines, soit par reproduction végétative (rejetons). Sa durée de vie moyenne est de trente ans, et elle atteint sa maturité entre trois et cinq ans.

■ *Un gel aux nombreuses vertus*

C'est donc dans les feuilles de l'*Aloe vera* que sont concentrés ses principes actifs, sous forme de sève (latex) et de gel (mucilage). Le principe actif qui caractérise la sève répond au nom d'aloïne, et est connu depuis longtemps comme laxatif et teinture amère, mais ses effets secondaires identifiés ont entraîné l'abandon progressif de son utilisation. Il n'en va pas de même en ce qui concerne le gel brut d'*Aloe vera* qui a motivé cette présentation. L'*Aloe vera barbadensis* 'Miller' est l'espèce la plus généreuse en gel. À maturité, ses feuilles en contiennent environ 80 %. Ce gel est composé essentiellement d'eau structurée, de principes actifs, et de nutriments dont les coefficients de pénétration et d'assimilation se révèlent impressionnants. Son faible poids moléculaire, ainsi que son action synergique et adaptogène, ont un effet révélateur et régénérateur sur le métabolisme humain et animal. La fragilité de ses principes actifs la rend vulnérable à l'air, à la lumière et à la chaleur. Une stabilisation adéquate s'avère donc indispensable pour conserver et potentialiser les trois fonctions majeures de la plante :

- sa faculté de pénétration ;
- ses vertus nutritives et régénératrices ;
- son absence de toxicité.

De nombreuses études, recherches et expériences conduites aux États-Unis sur l'*Aloe vera barbadensis* 'Miller' ainsi que les nombreux témoignages recueillis permettent aujourd'hui d'annoncer haut et fort l'efficacité de cette plante dans les domaines de :

- la nutrition ;
- la cosmétologie ;
- la dermatologie ;
- la pharmacopée ;
- les soins animaux ;
- la médecine sportive.

Il existe à l'heure actuelle de nombreuses compagnies qui cultivent, récoltent et/ou commercialisent l'*Aloe vera* sous forme de produits manufacturés dont les qualités et vertus respectives varient selon les techniques utilisées, des semis au conditionnement du gel de la plante. Certains de ces produits sont disponibles sur le marché européen, voici quelques précautions utiles à un choix éclairé.

Le gel doit si possible provenir de l'espèce *Aloe barbadensis* 'Miller'. Il doit bel et bien s'agir du gel et non de la sève. Le pourcentage du gel contenu dans le produit doit être conforme aux normes édictées par le *International Aloe Scientific Council* (IASC), organisme officiel de surveillance, de recherche et de certification. Le gel doit avoir été stabilisé à froid, non déshydraté et reconstitué, non lyophilisé. Les plantes doivent provenir de cultures biologiques. Les produits adjuvants éventuels doivent renforcer sa synergie en respectant ses principes actifs et contribuer à sa conservation. Mais quoi qu'il en soit, n'oubliez pas que le gel d'*Aloe vera* pur constitue le meilleur des produits à base d'aloès. La seule technique de conservation admissible, car elle respecte la composition originelle du gel sans en altérer la structure moléculaire et synergique, est la stabilisation à froid sans aucun adjuvant si c'est possible ou, le cas échéant, avec un adjuvant naturel. L'*Aloe vera* est riche en protéines, en minéraux et en vitamines naturelles. Elle est pauvre en graisses et en sucres. Cependant, tous ses nutriments n'auraient aucune efficacité s'ils n'étaient métabolisés en micronutriments par les principes actifs que constituent :

- les enzymes protéolytiques ;
- les acides aminés ;
- les mono et polysaccharides ;
- la lysine ;
- les anthraquinones ;
- les vitamines et les minéraux.

C'est de leur présence et de leur action synergique que dépendent le coefficient de pénétration des nutriments à travers les tissus, ainsi que leur potentiel nutritif. À titre d'exemple :

– L'assimilation du calcium nécessite l'intervention de l'acide ascorbique et de la lysine.

– Les vitamines et les minéraux sont assimilés grâce aux anthraquinones (les vitamines interviennent donc soit comme nutriment, soit comme principe actif qu'on appelle alors coenzyme).

UTILISATION PRATIQUE

Si vous avez la chance d'accéder à des feuilles d'aloès fraîchement coupées, retirez leur peau et leur sève pour n'en conserver que le gel. Centrifugez-le et savourez-le immédiatement à raison de 5 cl maximum. C'est un véritable nectar qui doit être consommé à distance des repas, sans aucun mélange. Si, comme c'est le cas dans nos contrées tempérées, vous ne pouvez vous procurer de l'aloès frais, achetez alors du gel en bouteille, en vous assurant de la qualité irréprochable de son contenu.

CHAPITRE

4

ÉTATS DE VIE

ÉCOLES DE VIE

Le concept que je vous présente dans ce livre n'est pas la panacée universelle. Si ses fondements reposent sur des bases solides, ses nombreux étages peuvent être aménagés en fonction de la culture, du goût, de l'âge et de l'état de santé de leurs occupants. Les matériaux doivent être choisis en symbiose avec l'environnement, les variations saisonnières et climatiques. L'alimentation vivante se construit sur mesure. Elle fait appel à la fois à des connaissances rationnelles, objectives, et à la conscience de la spécificité de l'instant, du mouvement perpétuel. Elle intègre la loi, mais ne néglige pas la jurisprudence. Elle se calque sur le fonctionnement et l'évolution de la nature. Son approche est simple, adaptée au langage occidental contemporain. Elle nécessite un petit apprentissage de ses principes, qui précède son adaptation à notre environnement intérieur et extérieur, dans la joie et la créativité. À l'instar de la vie qu'elle représente, elle nous insuffle le sens de notre propre responsabilité face aux événements. Ne dit-on pas : « Prendre sa vie en mains » ?

J'ai choisi de vous présenter dans ce chapitre quelques approches alimentaires spécifiques et leurs situations respectives face à l'« Alimentation vivante ». Il va sans dire que toutes ont le louable objectif de proposer un mieux-être.

L'alimentation macrobiotique

Ce concept alimentaire fort répandu doit ses lettres de noblesse en Occident à deux Orientaux, Georges Ohsawa et Mischio Kushi.

Issue de la médecine chinoise et des cinq transformations de l'énergie, la macrobiotique (grande vie) est basée sur le respect des règles universelles.

Elle se propose d'identifier les forces antagonistes et de les neutraliser selon un juste équilibre, celui du yin et du yang.

Son but est d'aider l'homme à retrouver ses propres racines, à élever son jugement et à vivre en harmonie avec la nature.

Elle considère l'alimentation comme un outil qui nous permet de nous imprégner de notre environnement.

Cette alimentation tient compte des facteurs environnementaux et de la constitution de l'individu, c'est-à-dire de son profil personnel, de son héritage culturel et génétique.

Elle entend participer à la construction de l'harmonie universelle par l'équilibre individuel.

Les produits frais doivent être de provenance indigène. Ce n'est pas le cas des produits manufacturés, qui peuvent supporter de longs voyages sans souffrir (céréales et sel par exemple).

Sensible à l'altération énergétique subie par les aliments irradiés et raffinés, la macrobiotique les rejette d'emblée. Elle préconise exclusivement l'utilisation des aliments biologiques et complets.

Elle prend en compte le flux énergétique de l'aliment, en évitant de le perturber par une coupe sauvage et de trop le déstructurer par une cuisson agressive.

Faisant sienne la théorie de l'évolution des espèces, elle conseille de préférer aux animaux les végétaux, qui sont plus éloignés de l'homme. Malgré cela, elle tolère un apport de protéines animales de 1/8, pourcentage en adéquation avec la présence de quatre canines dans notre bouche.

Elle considère que les produits laitiers ne sont profitables qu'aux animaux qui les produisent.

Elle rejette le principe de transmutation biologique et préfère celui de la complémentarité des protéines.

Elle ne conçoit pas un repas digne de ce nom sans la présence simultanée de 1/4 de protéines (légumineuses) pour 3/4 d'hydrates de carbone (céréales). La règle du « 7 fois plus » est la seule garante de l'équilibre. L'assiette standard contient l'ensemble des nutriments de base (glucides, lipides, protides) en savantes proportions. Toute dissociation facilite la digestion mais diminue l'assimilation.

Elle réserve une place de choix aux protéines de soja, qui sont d'abord dévitalisées, puis ressuscitées par lactofermentation (tempeh, miso, tamari, sohyu, amasake, le tofu excepté). Elle considère le tofu comme la meilleure alternative face aux produits carnés et laitiers, bien qu'elle soit consciente de son énergie particulière. N'oublions pas que le tofu a été inventé par des moines qui souhaitaient inhiber leur libido !

Dans l'assiette standard, les légumes crus n'occupent que 1/3 de la place réservée aux légumes car, bien qu'ils soient riches en vitamines, ils rendent les minéraux moins assimilables.

Les adeptes de la macrobiotique acceptent les graisses cuites (fritures) en proportions réduites, lorsqu'elles sont émulsifiées par la présence d'aliments comme les radis noirs ou blancs, le gingembre ou d'aliments lactofermentés.

Ils considèrent que les aliments crus, germés et les algues d'eau douce sont très yin, donc très recommandables à ceux qui ont des habitudes yang, les carnivores notamment. La question ne se pose pas pour les algues marines, qu'ils consomment régulièrement, notamment pour leur richesse minérale.

Ils se méfient de la famille des légumes-fruits, car ils sont trop riches en potassium – qui est en antagonisme avec d'autres minéraux (magnésium) – donc déminéralisants. Les tomates, riches en acide oxalique, les pommes de terre qui ont un effet hypoglycémiant, les rebutent particulièrement.

Les combinaisons alimentaires à éviter sont :

– fruits et céréales,
– céréales et laitages,
– fruits et laitages.

Le mélange fruits-légumes est toléré lorsque les fruits en question sont plus ou moins neutres.

Le sucre qu'ils préfèrent s'appelle amasaké, polysaccharide complet, composé de riz lactofermenté. Suivent les sucres de céréales, comme le malt d'orge et le malt de maïs, bien qu'ils soient des polysaccharides non complets. Le sucre de canne complet est admis en petites quantités car il est très yin. Le miel n'est pas fait pour l'homme.

Ils font un usage intensif de sel marin, que l'on retrouve surtout dans leurs sauces, condiments et pâtes lactofermentées tels que miso, tamari et sohyu dont ils assaisonnent leurs aliments.

Observée sous l'angle de l'alimentation vivante, cette brève radiographie de la macrobiotique en révèle les points forts et les faiblesses. Je ne reviendrai pas sur les premiers, puisque le lecteur attentif que vous êtes aura forcément opéré la synthèse qui découle des chapitres précédents. Je me limiterai donc à mettre en lumière quelques-uns de ses manques et de ses contradictions.

Le but de la macrobiotique est de créer l'harmonie entre l'homme et son environnement. Comment se fait-il qu'elle ait recours à tant d'aliments de souche asiatique ? Nos métabolismes occidentaux, confrontés depuis peu à ce type d'alimentation, ont-ils eu le temps de s'adapter à des habitudes alimentaires pratiquées depuis des temps très reculés en Chine et au Japon ?

Comment la macrobiotique peut-elle prétendre prendre en compte l'individu et sa condition en émettant des règles proportionnelles immuables ?

C'est une alimentation essentiellement dévitalisée et appauvrie puisqu'elle est majoritairement cuite. Ses seules sources enzymatiques se situent dans les quelques crudités tolérées et dans certains aliments lactofermentés. Or des recherches tendent à prouver qu'un « Occidental moyen » a besoin d'un bol alimentaire cru conséquent pour maintenir sa vitalité.

L'alimentation macrobiotique est complexe et figée dans ses principes. Son apprentissage et sa mise en pratique nécessitent une activité intellectuelle si rigoureuse, contraignante et pointue (notamment pour atteindre l'équilibre yin/yang) qu'elle tue toute spontanéité et toute créativité lors de son élaboration.

Les aliments yin conduisent sur le chemin de la conscience et de l'autonomie, alors que les aliments yang, dont font partie les produits animaux, ont tendance à endormir et à asservir. La proportion 50 %/50 % me paraît donc donner une place excessive à ces derniers.

La macrobiotique ne prend pas en considération les effets nocifs à long terme de certains de ses ingrédients (sels, graisses cuites, etc.).

Elle contribue peu à la détoxination de l'organisme, puisqu'elle tend plutôt à ralentir le métabolisme.

Voilà, à mon sens, et dans les grandes lignes, les écueils majeurs de la macrobiotique dans son acception la plus rigide. Mais rendons à César ce qui est à César : bien que fidèle à ses principes, la macrobiotique s'ouvre de plus en plus aux nécessités alimentaires contemporaines occidentales. Ainsi n'est-il pas rare de rencontrer une assiette macrobiotique colorée de fraîcheurs non triturées. Il m'arrive de temps à autre de les savourer !

■ *L'alimentation Kousmine*

Ce concept alimentaire, de souche purement occidentale, est le fruit des recherches visionnaires conduites par la doctoresse Catherine Kousmine, décédée en 1992. Il s'insère dans un système alimentaire thérapeutique basé sur cinq piliers :

1. Réforme alimentaire.
2. Vitaminothérapie orthomoléculaire.
3. Équilibre acido-basique.
4. Hygiène intestinale.
5. Immuno-modulation.

Ce concept, fidèle à la tradition hippocratique, considère l'homme dans sa globalité. L'importance accordée à l'alimentation confère à cette dernière le rôle de pilier essentiel autour duquel s'articulent les quatre autres. L'alimentation est envisagée uniquement dans un but préventif et thérapeutique, et ses principes s'appuient sur de solides bases scientifiques. Mon approche de l'alimentation vivante est plutôt d'accéder à un mode de vie sain et profitable. Je ne retiendrai donc du « régime Kousmine » que ce qui est susceptible de contribuer à atteindre ce but.

L'alimentation Kousmine met l'accent sur la valeur des aliments complets, tels que la nature nous les a donnés. Elle les oppose aux produits et aux aliments de synthèse, qui ont subi l'intervention de l'homme. Manger doit être un acte de respect de d'union avec la nature.

Elle encourage les individus à faire preuve de motivation et de persévérance pour modifier des habitudes alimentaires malsaines, souvent ancrées dans la culture et l'éducation. Elle rejette le concept alimentaire quantitatif au profit de la qualité.

Sans être végétarienne, elle prône une alimentation biologique et hypotoxique, exempte d'alcaloïdes.

Elle accorde aux acides gras essentiels, ou vitamine F (acide linoléique, alphalinolénique, gammalinolénique, homogammalinolénique, et arachidonique) une importance capitale dans le maintien et la restauration de la santé. Ces acides gras doivent être biologiquement actifs (CIS), c'est-à-dire qu'ils doivent émaner d'huiles de première pression à froid et n'avoir subi aucune déstructuration par la chaleur, l'hydrogénation ou d'autres traitements qui tuent leurs principes actifs (TRANS) et les rend toxiques. Les huiles d'olive et de tournesol, de carthame et de soja, complétées par des apports galéniques d'huile de bourrache, d'onagre et de saumon occupent une place de choix dans cette alimentation grâce à leur richesse en acides gras polyinsaturés et mono-insaturés.

Les céréales complètes, les légumes et les fruits biologiques de saison cueillis à maturité tiennent aussi une place prépondérante.

La viande est tolérée, à condition qu'elle émane d'un cheptel sain. Les autres produits animaux (poissons, œufs, beurre, fromages maigres), sont considérés comme des sources non négligeables d'acides aminés essentiels, de même que l'association légumineuses-céréales.

Bien que toute cuisson altère les aliments, mais qu'il soit impossible de se contenter uniquement d'aliments crus, il faut choisir le mode de cuisson le moins dommageable. La température doit être inférieure à 100 °C, le temps de cuisson le plus court possible, avec une préférence pour la vapeur.

L'alimentation Kousmine encourage le rééquilibrage et le maintien de la balance acido-basique. En cas d'acidité excessive et dangereuse, l'alimentation Kousmine préconise la consommation de citrates alcalins, à titre de complément.

La journée Kousmine type commence par un petit déjeuner royal, composé de la fameuse crème budwig entière, ou dissociée pour ceux qui ont des problèmes de digestion.

Le « déjeuner princier » est composé de 1/4 de crudités, 1/4 de céréales, 1/4 de légumes, 1/4 de protéines.

Le goûter est facultatif.

Le « dîner du pauvre » se partage globalement entre 1/3 de crudités, 1/3 de céréales, 1/3 de légumes. Il se prend tôt et en quantités modérées. Il est exempt de protéines pour ne pas perturber l'équilibre acido-basique et pour alléger la digestion.

N'oublions pas l'importance accordée aux huiles crues, vierges, biologiques, de première pression à froid, riches en acides gras polyinsaturés, à raison de deux cuillerées à soupe par jour.

La méthode n'accorde pas une importance capitale au respect des combinaisons alimentaires dans la mesure où la digestion s'opère correctement.

Les aliments germés sont appréciés sous forme de cure périodique.

La cure standard de détoxication et de revitalisation se divise en trois semaines :

– la première, qui consiste en un jeûne hydrique, inclut quelques fruits frais crus et leurs jus ;

– la deuxième semaine se compose exclusivement d'aliments crus (pas seulement des végétaux) répartis en trois repas quotidiens ;

– à la troisième semaine, on ajoute une fois par jour des céréales et des légumes cuits.

Fidèle à l'un de ses piliers (hygiène intestinale), cette cure est ponctuée par de nombreux lavements intestinaux, suivis d'une instillation d'huile riche en vitamine F.

En guise de conclusion de cette présentation synthétique du concept alimentaire Kousmine, voici l'énumération des aliments à éviter :

– Les aliments dénaturés et les conserves.

– Le sel et le sucre raffinés et les aliments qui en contiennent.

– Les jus en bouteille non frais, les sodas et autres boissons sucrées.

– L'alcool et les substances acidifiantes et excitantes (thé, café, tabac).

– Les huiles courantes.

– Le beurre (parfois toléré).

– Les margarines.

– Le pain blanc et le pain complet non biologiques.

– Les produits laitiers et les graisses animales (parfois tolérés).

– Les protéines animales, surtout si elles sont de piètre qualité, et cuites de manière agressive (néanmoins parfois tolérées).

– Les aliments non cuits à la vapeur douce, c'est-à-dire frits, bouillis ou cuits au four à micro-ondes.

Comme vous le constatez, la méthode Kousmine, observée de manière rigoureuse, s'adresse à des personnes en condition d'urgence sanitaire.

Envisagée comme pratique alimentaire quotidienne, je la considère plus simple à mettre en pratique que la macrobiotique.

Ses parentés avec l'alimentation vivante sont nombreuses, bien que j'accorde quelques longueurs d'avance à cette dernière.

En effet, l'alimentation vivante tend essentiellement à éveiller en nous le sentiment de nos propres besoins grâce à un retour aux sources de la nature et aux principes fondamentaux de celle-ci. Ainsi, par exemple, les acides gras essentiels, si chers à la méthode Kousmine, sont ingérés, dans notre concept, sous la forme de fruits (avocats, olives), de graines ou d'oléagineux (tournesol, amandes, noisettes) à l'état brut ou broyés pour être intégrés à des préparations telles que laits, pâtés, fromages végétaux, etc. Tout procédé d'extraction déstructure l'aliment puisqu'il implique la séparation de ses éléments. La structure synergique de l'aliment est donc rompue.

En outre, la méthode Kousmine me semble trop rigide face aux mouvements perpétuels qui régissent la nature, et donc l'homme. Je pense que notre plus grand écueil au niveau de notre santé physique et psychique, c'est précisément ce décalage avec la nature, qui nous fige dans des habitudes culpabilisantes. Notre métabolisme, notre faculté d'assimilation varie d'un moment à l'autre. Que faire aujourd'hui si je n'ai ni envie, ni besoin, de deux cuillerées à soupe d'huile d'olive crue, vierge, biologique, de première pression à froid, riche en acides gras polyinsaturés ?

Bien que sensible à la présence de principes actifs dans nos aliments, la méthode Kousmine ignore pour l'instant l'importance fondamentale de la chlorophylle et des enzymes dans le processus de revitalisation. Je crois néanmoins savoir que, au crépuscule de sa vie, la doctoresse Kousmine s'est intéressée de très près à certaines algues bleu-vert d'eau douce.

Comme elle tolère, sous conditions, les produits animaux, la méthode Kousmine me semble proche de la société contemporaine, mais parfois éloignée de l'harmonie naturelle.

L'organisation d'une journée Kousmine diffère de celle que préconise l'alimentation de vie, qui conseille de ne pas solliciter notre appareil digestif dès le matin par un apport alimentaire « royal », mais plutôt de favoriser l'élimination des toxines accumulées pendant la nuit grâce à l'ingestion de liquides riches en chlorophylle, ou de quelques fruits, ou de jus fraîchement pressés.

L'alimentation Kousmine ne serait-elle considérée par ses promoteurs que comme une alimentation de crise, qui correspondrait à un régime restrictif temporaire qu'on arrêterait de suivre une fois la crise passée ? Une telle position serait regrettable, car nombre de ses principes méritent d'être connus d'un large public pour l'aider à stimuler sa créativité dans une quête permanente et responsable de la santé.

■ *L'alimentation ayurvédique*

Ayurveda est un terme indien qui signifie « science de vie quotidienne ». Le système ayurvédique fut développé il y a plus de 5 000 ans ; c'est un concept de guérison qui tient compte des caractéristiques psychophysiologiques de chaque individu. Il a dégagé trois tendances principales, ou *doshas*. Cette classification nous permet de comprendre notamment l'importance de l'alimentation sur notre santé et notre bien-être. Ces trois *doshas*, ou constitutions, sont rassemblées sous les termes *vata*, *pitta*, et *kapha*. Au cours de notre existence, nous sommes soumis à ces trois influences, susceptibles de varier en fonction de notre âge, de l'heure du jour et des saisons. Il s'agit donc d'identifier leurs combinaisons en fonction de la *dosha* prédominante que nous avons acquise à notre naissance. Ainsi pourrons-nous ajuster nos besoins alimentaires individuels. Notre équilibre de vie dépend donc de celui des *doshas*. Leurs énergies respectives agissent simultanément dans notre organisme. Lorsque l'on saisit notre profil « doshique », nous pouvons opter plus facilement pour le mode de vie qui nous convient.

Les paramètres d'identification de notre constitution sont nombreux. Les différentes personnalités se distinguent par leurs particularités physiques, leurs besoins nutritionnels, leur constitution psychophysiologique, et leur aspiration spirituelle. Il s'agit donc d'harmoniser nos *doshas* et de les intégrer à notre environnement pour vivre en symbiose avec lui dans la santé et l'équilibre. Tout ce que nous mangeons, pensons, disons, ressentons, ou faisons, a une influence sur l'harmonie de notre existence. La conscience que nous avons de notre constitution doshique peut contribuer au maintien ou à la restauration de notre bien-être. Il est donc primordial de se nourrir de ce qui est le meilleur pour nous, sans se conformer au moule, ni céder aux habitudes.

Tous les aliments et leur mode de préparation ont une influence particulière selon et sur notre constitution (fruits, graines et noix, céréales, légumineuses, huiles, produits laitiers, douceurs, épices et herbes aromatiques, boissons).

Il en va de même en ce qui concerne les six saveurs recensées : le doux, l'aigre, le salé, le piquant, l'amer et l'âcre.

Les six qualités des aliments (dense, léger, gras, sec, chaud ou froid) revêtent aussi une importance pour notre équilibre doshique.

La couleur de leur peau, leurs arômes, leurs formes, affectent aussi l'énergie de nos aliments.

Les médecins ayurvédiques et les yogis ont classifié depuis fort longtemps les aliments en fonction de leur aura énergétique et de celle des hommes. Selon eux, nous choisissons plutôt l'alimentation qui reflète notre propre état mental et spirituel.

1. Celui qui développe une activité mentale et spirituelle intense est plutôt attiré par des aliments purs, faciles à digérer et peu toxiques, essentiellement des végétaux crus *(sattvique)*.

2. Celui qui mène une vie active, stressée et agressive se dirige vers une nourriture stimulante, composée entre autres de café, thé, tabac, viande fraîche, épices, aliments cuits, riches en graisses et en sucres *(rajasique)*.

3. Quant au dégénéré physique et mental, c'est la charogne, les aliments raffinés, non frais, chimiquement traités, et les fast-food qui le font saliver *(tamasique)*.

Ainsi, nos *doshas* influencent nos choix alimentaires autant que ces derniers influencent nos *doshas*, et notre personnalité influence nos choix alimentaires autant que ces derniers influencent notre personnalité. À nous d'opérer les bons choix!

Contrairement aux deux écoles qui précèdent, le concept ayurvédique met l'individualité et la subjectivité au-dessus de toute théorie. Il se rapproche de l'alimentation vivante surtout par la classification des aliments en fonction de leurs qualités énergétiques (cf. le chapitre « Classification originale des aliments »). Selon ce concept, l'alimentation vivante favoriserait l'émergence de personnalités de type sattvique puisqu'elle est essentiellement crue et végétale. À l'heure du matérialisme triomphant, de la course éperdue au statut social, de la fuite dans la satisfaction rapide, de l'intolérance, des luttes permanentes, de l'irresponsabilité individuelle et collective, l'adoption d'un mode de vie sain, respectueux, conscient, ouvert, lucide, déterminé et indépendant, ne constitue-t-elle pas une avancée importante vers le réel progrès de l'humanité ?

■ *L'alimentation « minceur »*

Je terminerai ce chapitre par un clin d'œil amusé à la frénésie de « minceur » actuelle. La préoccupation majeure de la plupart des Occidentaux est leur souci, voire leur obsession de perdre du poids. Les modèles esthétiques dominants, ainsi que le règne de l'image, en sont les principales raisons. S'ajoutent à cela des prétendus critères de santé liés à l'alimentation dont les médias ne cessent de nous abreuver à coups d'affirmations souvent fantaisistes et tendancieuses. De nombreuses solutions toutes faites et contradictoires nous sont proposées par une industrie de régimes miracles, onéreux, contraignants et souvent dangereux. Les effets physiologiques et psychologiques de telles privations agressives conduisent de plus en plus de personnes à des déviances alimentaires graves. Si le tabou de ces déviances commence enfin à être levé, il n'en demeure pas moins que leurs ravages, notamment chez les adolescents, relèvent de l'épidémie. Ces états de fait ne sont pas uniquement liés à l'alimentation. Ils trouvent aussi leur cause dans l'organisation même de nos sociétés qui assoient leurs valeurs sur des fondements de plus en plus éloignés des principes essentiels de la dignité humaine, c'est-à-dire la conscience de sa propre responsabilité face à sa santé, la connaissance de ce qui est bon pour soi, le respect de ce que nous offre la nature à l'état brut, l'importance de sa propre décision face aux nombreuses théories extérieures, de la modération et de la tempérance dans l'acte de se nourrir, du plaisir réel et constructif de vivre.

Paradoxalement, plus l'industrie alimentaire nous offre de produits divers et variés, plus nous connaissons de carences et d'affections liés à leur ingestion. Trompés, nous perdons le goût, le sens de ce qui est réellement bon pour nous, de ce qui est en accord avec un mode de vie naturel. Peut-être convient-il alors de s'interroger sur les principes de l'alimentation pour découvrir que la question « que manger pour perdre du poids ? » n'est pas la bonne à se poser. Les composants de base de tous nos aliments ont tous leur spécificité et leur raison d'être. Il s'agit donc de les consommer au plus proche de leur état naturel, de façon équilibrée. En effet, suivant le traitement qui lui est infligé, tel aliment, profitable à l'origine, peut devenir toxique, encrassant, source de nombreux maux (ex. : les graisses hydrogénées). Les aliments vivants, tout en étant très nutritifs, contiennent de nombreux principes actifs qui participent à une restauration métabolique à long terme. Alors, automatiquement, lorsqu'un équilibre métabolique s'instaure, il induit celui de notre poids. Nous pouvons y parvenir sans nous enfermer dans un quelconque fanatisme alimentaire asocial et restrictif, mais en nous ouvrant au contraire à quelques connaissances de base qui déboucheront sur la découverte de l'infinie richesse d'une table saine, avec ses conséquences bienfaisantes et équilibrantes pour la santé. Allier plaisir, satiété et santé, n'est-ce pas un programme alléchant ? La recherche de la qualité plutôt que de la quantité devrait toujours motiver nos actions. Celle de l'alimentation peut y contribuer fortement.

Les aliments vivants aident à restaurer le bon fonctionnement de notre métabolisme. Ils nous permettent de digérer et d'assimiler l'ensemble de leurs nutriments. En effet, la nature a si bien fait les choses qu'un aliment non dévitalisé ou transformé contient la proportion exacte d'enzymes nécessaire à son autodigestion, ce qui empêche l'accumulation des résidus non métabolisés qui se stockent sous forme de graisse.

Ainsi, les aliments vivants contribuent-ils à nous faire retrouver le poids et l'énergie qui correspondent à nos besoins. Complétés par des combinaisons alimentaires judicieuses, ils libéreront votre existence de toute préoccupation pondérale et des multiples régimes « yoyo ».

PULSIONS DE VIE ?

Chacune des « écoles » présentées dans le chapitre précédent poursuit de nobles objectifs. Elles ont toutes une valeur car elles favorisent l'ouverture, la construction, la conscience, la connaissance et l'acceptation de soi. La meilleure alimentation échappe à toute doctrine et à tout fanatisme. Elle s'inscrit dans la mesure subjective de l'expérience personnelle. Les théories nécessaires à son appréhension s'estompent avec le temps pour céder la place à des principes personnels choisis en connaissance de cause. Cette alimentation individualisée se développe et évolue parallèlement au mouvement de la vie.

■ *Une alimentation adaptée à chacun*

« Ce que je sais, je ne le suis pas. Ce que je suis, je ne le sais pas. » Pour atteindre ce palier, plusieurs marches inégales sont à gravir, à tâtons et dans l'obscurité pour les plus basses, dans la lumière et l'assurance pour les plus hautes. Ainsi, nos besoins alimentaires réels sont-ils déterminés par :

- Notre profil biochimique.
- Notre mode de vie.
- Nos dépenses physiques, mentales et spirituelles.
- Nos facultés métaboliques et enzymatiques.
- Notre état de santé et notre vitalité.
- Le climat, les saisons et l'heure de la journée.
- Le contexte socio-culturel.

Toutes nos particularités internes et l'ensemble des contraintes extérieures ont donc leur importance. L'art de l'alimentation-conscience peut alors se développer, et contribuer à améliorer de nombreux aspects de notre vie. Il va rendre unique un acte apparemment banal par sa quotidienneté et sa répétition. Le fait de se nourrir ne constitue-t-il pas la quintessence de notre intimité avec la nature ? Notre mode de nutrition n'engage-t-il pas notre responsabilité face à nous-mêmes et à notre environnement ? Notre relation à la nourriture symbolise celle que nous avons avec nous-mêmes et avec le monde. Mais hélas, adopter une alimentation harmonieuse et équilibrée, fondée sur la notion de respect, relève d'un pari de plus en plus risqué dans une société qui tend à diluer toute velléité d'indépendance dans le sirop pervers, indigeste et rassurant de l'irresponsabilité collective. Plus notre conscience s'éveille, plus nos habitudes et nos rituels sont remis en question, surtout lorsqu'ils portent atteinte à notre santé et à celle de la planète. Mais petit à petit, ils cèdent du terrain devant une démarche éclairée et libre. Ce livre peut tout au plus baliser votre route et en harmoniser les contours ; le choix du rythme et les adaptations résultent ensuite de vos propres options. N'ayez pas peur d'éventuels faux pas, retours en arrière ou erreurs ! Ils constituent le sel de l'expérience !

■ *Les obstacles culturels*

Si cette démarche vers l'individualisation alimentaire paraît séduisante et simple, elle se révèle souvent difficile à pratiquer, tant nos rapports avec la nourriture peuvent être complexes et tendus. Cette faille entre nos aspirations et notre patrimoine social, culturel, affectif, psychologique et spirituel nous empêche d'identifier nos besoins alimentaires réels.

« Limité dans sa nature, infini dans ses vœux,
L'homme est un dieu tombé qui se souvient des cieux. »
(Lamartine).

Voici quelques expressions de ce malaise :

– solitude,

– relation conflictuelle mal gérée avec notre famille et notre environnement,

– émotions refoulées, non-dits,

– vide, manque affectif ou spirituel,

– sentiment de culpabilité, mauvaise image et estime de soi,

– refus d'affronter la réalité,

– stress, mal-être,

– abus de nourritures affectives, dont le sucre,

– perte de la notion de satiété,

– goût dénaturé par des habitudes alimentaires antinaturelles et carencées, par des aliments stimulants à apport énergétique illusoire (viande, produits carnés, excès de sel et de sucre, aliments déstructurés, irradiés ou chimiquement traités).

Nos déviances relèvent donc autant de l'ordre psychique et social que physiologique. Nous devenons alors dévoreurs compulsifs (boulimiques) et/ou martyrs par privation (anorexiques), pantins désarticulés animés par des sentiments, des émotions, des carences non identifiés, donc refoulés et niés dans une fuite toxicomaniaque. J'ai vécu cette spirale infernale pendant plusieurs années, et son souvenir pernicieusement jouissif resurgit parfois. Je pense qu'il est temps de lever le voile sur le tabou des déviances alimentaires, dont l'expression est épidémiologique, mais qui est encore imprégné de honte et d'incompréhension.

Dans un tel contexte, l'aliment le plus pur peut devenir un ennemi. Solidement ancrée et célébrée par une certaine culture judéo-chrétienne, la conception (illusoire à mon sens) de la souffrance comme une nécessité pour atteindre la grandeur spirituelle doit être identifiée comme un obstacle à franchir sur le chemin de l'autonomie, sans quoi on ne fait que gérer sa vie à l'intérieur d'un rapport sado-masochiste permanent.

Déprogrammer les mauvaises habitudes

N'oublions pas que notre corps est le reflet de nos émotions gravées dans nos tissus. Notre histoire s'inscrit donc dans notre chair au niveau cellulaire. Heureusement, il est possible d'assumer son passé en identifiant et en déprogrammant ces traces négatives. Pour y parvenir, aucun remède miracle, mais un cortège de mesures qui s'adressent à tous les niveaux de l'être humain.

Lors de mes études au centre Hippocrates, j'ai expérimenté une technique émanant de la PNI (psycho-neuro-immunologie), appelée « intégration centropique » (c'est-à-dire retour à son centre). Par la stimulation prolongée de points d'acuponcture, qui nous plonge dans un état proche de la transe, les émotions jaillissent et désintègrent les verrous cellulaires de notre inconscient. Un grand souffle de soulagement nous envahit, le calme et la confiance s'installent. Plusieurs fois répétée, cette thérapie me semble constituer un outil valable pour se guérir progressivement des pathologies alimentaires. Un travail introspectif régulier, l'émergence de pensées cohérentes et positives, soutenus par l'adoption d'une alimentation proche de la nature, me paraissent constituer l'entreprise la plus porteuse de succès. La nourriture ne servira plus à exprimer nos frustrations, notre malaise, nos vides, nos peurs, mais elle nous fournira l'énergie nécessaire pour construire nos destins d'hommes libres. Nous pourrons enfin lâcher prise sur ce que fondamentalement nous ne pouvons contrôler : la maîtrise de notre vie et de notre mort. Les énergies jusqu'alors gaspillées dans des jeux dangereux auxquels on ne gagne jamais se convertiront en combustible indispensable à l'éveil de la lucidité et de la conscience.

Si vous êtes concerné par cette problématique, ne cédez pas aux pièges, aux embûches qui jalonnent votre parcours quotidien. D'autant plus que, à la différence de tous les autres toxicomanes, vous n'avez pas la possibilité d'éviter un contact régulier avec l'objet de votre vice. Apprenez simplement à éveiller l'intelligence de votre corps. Le chemin qui se dessinera ensuite s'inscrira d'office dans le respect de la loi naturelle, qui seule épanouit les fleurs...

La solution à l'ensemble de nos problèmes existentiels est en nous. Leur résolution à long terme dépend du choix des outils utilisés. Optons pour les plus simples, ceux dont les composants s'inscrivent dans les mouvements responsabilisants de la vie. Mangeons ce qui est réellement bon pour nous, en quantités adéquates. Considérons cet acte avec conscience. Ne le reléguons pas derrière nos préoccupations professionnelles et familiales, ou les résultats du dernier match de football de notre équipe favorite. Chaque chose en son temps. Lorsque nous nous nourrissons, profitons de cette communion avec la nature.

Si vous souffrez d'une dépendance particulière, convertissez-la, dans un premier temps, en une pratique obsessionnelle moins dommageable : si les douceurs vous hantent, plutôt que du chocolat, choisissez de la caroube ; plutôt que des pâtisseries assassines, optez pour des petits gâteaux complets à base de produits de qualité ou pour des fruits secs, comme les dattes. Si votre sentiment de culpabilité vous incite à vous faire violence, ménagez votre organisme par des pratiques de rejet de plus en plus douces. Pratiquez des exercices de détente, acceptez le contact tactile (massages).

Dans tous les cas, refusez l'autoflagellation qui provoquerait votre rechute ou l'adoption d'autres comportements toxicomaniaques. La culpabilité et les privations n'arrangeraient rien. Elles ne feraient qu'amplifier le déséquilibre. Au contraire, apprivoisez ce dernier dans un premier temps et préparez-le à prendre son envol dans les réalités de la vie. Lorsqu'il sera prêt, il disparaîtra, il quittera le nid. Si, d'aventure, il venait de temps à autre vous rendre visite, souriez-lui ! Heureusement, les tréfonds de notre inconscient résisteront toujours au plus pointu des scanners.

■ *Les réponses de l'alimentation vivante*

Les qualités nutritives, énergétiques et assimilatives de l'alimentation vivante, le contact qu'elle nous « impose » avec les principes mêmes de la vie et de son développement (photosynthèse, activité enzymatique, germination), autant de facteurs nécessaires, mais pas forcément suffisants pour retrouver terre lorsque l'on a perdu pied. L'alimentation vivante peut contribuer à nous transformer en sujets un peu plus conscients de nos actions, réactions et comportements :

– elle nous met face aux problèmes en exacerbant notre acuité et notre sensibilité ;

– elle élève notre pensée et stimule notre noblesse intérieure grâce à l'émergence d'attitudes positives ;

– elle nous éloigne instinctivement des nourritures médiocres qui trompent nos sens, nous soulagent dans l'instant, mais nous déstabilisent à moyen ou long terme ;

– elle ne déforme ni n'alourdit le corps ou l'esprit ;

– elle atténue les manques générés par des aliments carencés et dévitalisés ;

– elle régule le taux de sucre dans le sang.

Si l'alimentation vivante peut tenir une place de choix dans le processus de guérison des déviances alimentaires, c'est surtout par le respect naturel qu'elle inspire. Il devient ainsi plus facile de pardonner à ceux qui n'ont pas pu, voulu ou eu la force nécessaire de faire le chemin avant nous. Saisissons la chance de rompre cette chaîne pathologique avant d'en transmettre les maillons destructeurs à notre entourage et à nos descendants.

VIE EN PÉRIL ?

Ce dernier chapitre pourrait constituer à lui seul la substance d'un ouvrage. Les ravages du modèle alimentaire contemporain constituent l'une des expressions de systèmes économiques, politiques, sociaux et sanitaires déséquilibrés. L'ensemble est à reconsidérer, en commençant par l'attitude des individus face à la vie. Le moyen le plus direct d'y parvenir passe précisément par l'alimentation qui synthétise l'ensemble de ces incohérences.

Nous approchons d'un tournant historique passionnant, celui où l'homme devra choisir, en reconsidérant son échelle des valeurs, de déposer sur les plus hautes marches les notions de respect humain et d'écologie. Pour la première fois depuis des siècles, ce changement ne s'opérera pas derrière les fanions de la révolution sociale, mais après une prise de conscience et une responsabilisation individuelles. S'ensuivront des modifications de pensée et d'énergie, en adéquation avec les lois de la vie, dans la pratique de tous les instants. Le mental et l'ego céderont la place aux valeurs du cœur. Toutefois, ne nous berçons pas de l'illusion de l'instauration d'un paradis sur terre : les lois de la nature sont âpres, mais ô combien gratifiantes pour celui qui les observe et les respecte. L'humain attentif ne deviendra pas un savant aux connaissances techniques multiples, mais simplement un initié dont la simplicité n'aura d'égale que la sagesse. Enfant, je haïssais les cours de botanique, les photos de plantes et leurs noms barbares. J'ai appris à les aimer le jour où un professeur nous emmena à leur rencontre. Leurs odeurs, leurs formes, leurs couleurs, leur milieu et leurs conditions de croissance me fascinèrent. Alors, photos et noms me devinrent très familiers. Ainsi, c'est de l'expérience individuelle que surgit la connaissance, et non l'inverse. Seul le ressenti favorise la croissance. Puisse mon expérience dans la pratique de l'alimentation vivante susciter en vous l'envie de l'expérimenter !

■ *Toxiques naturels, toxiques chimiques*

Tous les organismes vivants produisent des substances protectrices au niveau cellulaire, sous forme de particules chimiques ou de molécules. Ainsi, les cellules sont capables d'identifier les molécules extérieures, d'assimiler les bonnes, et de rejeter les mauvaises en sécrétant, le cas échéant, ces substances protectrices. De nombreuses plantes produisent de dangereuses toxines. Une toxine est une substance offensive absorbée ou inhalée, formée par action métabolique, soit à l'intérieur d'une cellule ou d'un tissu (endotoxine), soit à l'extérieur, sous forme de substance extracellulaire (exotoxine), ou les deux à la fois. Les métabolites (substances organiques), les antibiotiques et les irritants sont toxiques. Mais les organismes vivants doivent en sécréter pour assurer leur croissance, leur reproduction et leur survie. Lorsque ces défenses diminuent, un affaiblissement, générateur de diverses affections, s'installe, par manque de barrières défensives. Suivant l'usage qu'on en fait, même l'oxygène, l'eau, le sel et le sucre peuvent devenir toxiques.

Les noix de cajou crues, les pois lima, les pépins de pomme et de nombreux fruits contiennnent de l'acide hydrocyanique. Leur amertume est généralement repoussante. Les oignons et l'ail contiennent aussi des substances toxiques ainsi que les choux, les navets, les rutabagas ; de nombreux légumes-feuilles verts, dont les épinards ; et les tomates, les pommes de terre et leur famille.

Est-ce une raison pour les fuir ? Bien sûr que non. Vous aurez compris que seuls les abus peuvent se révéler dangereux. Certains de ces toxiques, à composantes protéiques, peuvent être neutralisés par la chaleur ou le séchage, par émanation gazeuse ou par dilution. Certains poisons en petites quantités se révèlent bénéfiques dans le traitement de certaines affections. Par contre, ils deviennent dangereux lorsque l'on dépasse le seuil d'innocuité. Pour illustrer ce qui précède, prenons l'exemple de l'ail : il contient de l'allicine, dont les composants soufrés aux vertus antibiotiques sont spécialement actifs sur les bactéries intestinales pathogènes et sur de nombreux germes. Ses facultés destructrices peuvent donc nous être d'un grand secours.

Puisse cette illustration favoriser un recours croissant aux aliments-médicaments plutôt que de nous diriger systématiquement vers des molécules chimiques, notamment antibiotiques, qui détruisent sans discernement l'intégralité de la flore intestinale, et qui sont exemptes des principes actifs nécessaires à leur reconnaissance et à leur adaptation à nos cellules ! Toutes les vitamines de synthèse nous soulagent momentanément, mais ne comblent pas nos carences. Le recours systématique à des molécules chimiques favorise certains déséquilibres sanitaires, écologiques et humanitaires, liés à l'industrie et à l'économie pharmaceutique notamment. Les vitamines extraites de céréales raffinées se retrouvent, par exemple, sous forme synthétique et onéreuse sur les rayons des pharmacies et autres magasins de « santé ».

■ *La vie irradiée*

L'homme contemporain est soumis à l'influence d'ondes, de rayons et de particules susceptibles d'attenter à sa santé cellulaire. Si elles ont parfois leur utilité (médicale, par exemple), des irradiations répétées, inutiles et/ou involontaires, quelle que soit leur fréquence, ont des conséquences à long terme, bien qu'elles soient souvent imperceptibles sur l'instant. Le seuil d'intolérance fait intervenir l'éthique face à la science et à la technologie. Les adeptes de Descartes commencent à admettre que nous ne sommes pas encore à même de déterminer les limites du supportable, car nous ne bénéficions pas d'un recul assez important pour les évaluer avec certitude. Les apprentis-sorciers observent avec un intérêt croissant les effets de leurs expériences. Il paraît même que la région de Tchernobyl, après celles de Nagasaki et d'Hiroshima, est l'objet d'une attention particulière. Lorsque j'ai visité, il y a quelques années, les usines de traitements de déchets radioactifs de La Hague, j'étais encore un jeune cadre féru et passionné de technologie. À la fin de la journée, j'oscillais entre de grandes incertitudes et l'envie d'oublier au plus vite mes questions sans réponses, pour me replonger dans mes affaires, ce que je fis. Sans vouloir effrayer le lecteur, il me paraît important de nommer quelques sources majeures d'irradiation :

– rayonnement du soleil mal filtré (trou de la couche d'ozone) ;
– retombées nucléaires émanant d'accidents, tests ou stockage ;
– ultrasons, micro-ondes ;
– écrans cathodiques, ordinateurs ;
– champs électromagnétiques perturbés (avions, radars, etc.) ;
– médecine nucléaire, radiographie, chimiothérapie ;

– stérilisation et irradiation des aliments ;
– fumée de cigarettes.

Même à doses infimes, ces irradiations nous affectent, d'autant plus qu'elles s'accumulent. La démarche qui préside à cet ouvrage, celle de la responsabilisation individuelle face à l'impuissance et à la lenteur collective, prend ici toute sa valeur.

COMMENT SE PRÉMUNIR CONTRE LES IRRADIATIONS

• Par un apport saturé de certains minéraux dans nos cellules : de l'iode par les algues marines telles que le kelp et la dulse, ou par les feuilles de navet, l'ail et l'oignon, le cresson, les épinards, les asperges, les pastèques et les ananas (les légumes-racines sont en général très chargés de particules radioactives).
• Par chélation, c'est-à-dire l'usage extensif d'aliments dont la composition minérale permet l'expulsion de particules radioactives hors de notre organisme :
– de l'alginate de sodium, présent massivement dans toutes les algues marines,
– des fibres que l'on trouve dans les aliments complets et les végétaux crus,
– des phytates contenus dans les céréales et les légumineuses,
– des acides aminés riches en soufre dont la famille des choux.
• Par l'absorption massive de nutriments et enzymes antioxydants qui empêchent la prolifération des radicaux libres.
• Par l'ingestion d'aliments aux propriétés « désirradiantes ». Le miso (cf. le chapitre « Aliments vivants fermentés »), les betteraves, le pollen, la levure alimentaire *(Saccharomyces cerevisiae)*, l'ail, ainsi que tous les aliments riches en chlorophylle, dont le jus de blé, les légumes verts, les jeunes pousses et les algues bleu-vert d'eau douce, ont tous un effet antioxydant incontestable. Certaines plantes aussi, dont le ginseng de Sibérie et l'échinacée.

Une alimentation pauvre en graisses, riche en hydrates de carbone, en fibres, en algues marines, essentiellement crue et végétale, alcanilise notre organisme et offre ainsi un rempart plus solide contre les radiations. Comme nous sommes tous soumis à ces radiations perverses, ces quelques principes devraient nous accompagner régulièrement et être intensifiés lors d'une exposition particulière. À ce titre, comme à bien d'autres, l'alimentation vivante se présente comme un outil efficace dans la prévention d'affections sournoises et souvent irrémédiables. En plus des particules et des rayonnements radioactifs et oxydants, les aliments et nutriments ci-dessus décrits, ainsi que l'ensemble des aliments biogéniques (cf. le chapitre « Classification originale des aliments ») favorisent le drainage :

– des métaux lourds tels que plomb, mercure, cadmium, fluor, aluminium ;
– des gaz tels que le radon ;
– des nitrates, des phosphates ;
– des pesticides, des herbicides, des insecticides ;
– des hormones et des antibiotiques de synthèse.

Tous ces éléments pathogènes affectent l'ensemble de la chaîne alimentaire, mais surtout l'homme, qui se retrouve à son extrémité.

L'homme contemporain serait-il un loup pour l'homme ? Son action perturbe l'ensemble des cycles biologiques en polluant l'air, l'eau, la terre, les écosystèmes, les plantes, les animaux et lui-même. Peut-être ces aberrations cesseront-elles le jour où l'on aura compris que l'homme est une part intégrante de la nature dans son expression la plus évoluée. Lorsqu'il considère cette dernière comme un objet à son service, dans une attitude anthropocentrique, il fait fausse route. Je pense qu'un avenir proche nous le démontrera.

■ *Nos amies les bêtes*

« Je ne pourrai jamais faire de mal à une bête ! » « J'ai assisté l'autre soir à une émission sur l'élevage et l'abattage industriel. Quel scandale ! » Voilà les réflexions courantes qui dégoulinent des lèvres d'individus qui mastiquent un steack saignant en toute tranquillité. Ils ne se sentent pas responsables, puisqu'ils ont délégué leur conscience à des gens qu'ils ne connaissent même pas et qu'ils méprisent de surcroît. Tout comme ne se sentent pas responsables ces personnes seules, qui vivent dans les mètres carrés dûment comptés de leur logement citadin en compagnie d'animaux domestiques auxquels ils infligent une existence contre nature et qu'ils considèrent paradoxalement comme les enfants qui les ont quittés ou qu'ils n'ont jamais eus.

L'attitude du chasseur me paraît plus compréhensible que celle de ceux qui délèguent l'abattage, ou de ceux qui abattent pour d'autres, puisque le chasseur assume directement l'intégralité de son acte. En conscience ? La réponse ne m'appartient pas. Jamais je ne m'octroierai le droit de sonder une conscience, si ce n'est la mienne. Tout au plus puis-je constater son absence objective, le cas échéant.

Si nous avions conscience des effets pervers de la consommation de viande animale, telle qu'elle est pratiquée aujourd'hui, oserions-nous en toute mauvaise foi pérenniser les injustices et les déséquilibres qu'elle engendre ? Les bouleversements climatiques, la désertification et la sécheresse occasionnés par la déforestation de milliers d'hectares à des fins d'élevage portent une grande responsabilité dans la famine chronique de nombreux pays du tiers-monde. Allons-nous, par ailleurs, continuer longtemps à collaborer à la destruction systématique de nos poumons chlorophylliens ?

Bien qu'ils soient fort utiles à l'amélioration de votre air quotidien, vos plateaux de jeunes pousses de blé n'y pallieront pas. Le seul moyen de remédier au péril qu'elle suscite, est de diminuer notre consommation de viande, c'est-à-dire de la remettre à sa juste place, pour des raisons sanitaires, humanitaires et écologiques évidentes et incontestables. Si nous la remplacions progressivement par des végétaux germés et biogéniques, dont la valeur nutritive et gustative est exceptionnelle, nous verrions notre vitalité décuplée, l'ensemble de l'humanité nourrie à sa faim et oxygénée à satiété, et les animaux respectés. Les protéines animales sont des nutriments de seconde main, dont la production nécessite énormément d'énergie (notamment l'eau), de place et de céréales. Il est démontré que la quantité de céréales nécessaire à nourrir une personne par l'intermédiaire de la viande permet d'en nourrir vingt à partir d'aliments vivants. Les prévisions démographiques à court terme devraient nous inciter à en prendre conscience et à agir à un niveau individuel !

■ *Économie de l'environnement*

N'oublions pas que tout acte isolé a des conséquences sur l'ensemble. Les hommes qui ont intégré cette notion de responsabilité n'ont jamais eu besoin de bannière. Il leur suffisait d'être en symbiose avec leur environnement. On les appelait des sages ou des visionnaires. Il est amusant de constater que l'histoire de l'humanité est ponctuée d'époques décadentes, où règne la confusion la plus totale, signe de l'extinction d'une civilisation, et de l'émergence d'une nouvelle aux préoccupations spirituelles et humaines en adéquation avec son environnement. J'ai personnellement opté pour l'espoir du changement positif, malgré la tentation qui m'envahit parfois de rejoindre le troupeau pour bêler en chœur, imbibé de pensées anthropocentriques, d'attitudes dominatrices et gavé de nourritures funestes.

Si le robot peut jouer un rôle positif dans nos existences, je refuse en revanche qu'il nous maîtrise, sans quoi nous perdrons justement ce qui distingue la matière de l'esprit. Ainsi, les images virtuelles qui créent la confusion entre la réalité et la fiction, les autoroutes de l'information qui nous offrent un succédané de communication, froid et impersonnel, nous isoleront dans notre tour mentale. Alors que nous sommes censés vivre à l'ère de la communication, des solitudes profondes atteignent un paroxysme. Notre société visite actuellement un palais des glaces si bien conçu que l'on perd tout repère. Le seul moyen de retrouver le chemin vers l'air libre et la lumière consiste à rejoindre des valeurs fondamentales dans leur expression la plus simple, la plus naturelle. La plupart des progrès technologiques et scientifiques seraient extraordinaires, s'ils étaient utilisés à bon escient et s'ils s'adressaient à une humanité raisonnable. Einstein pourrait en témoigner (« user, mais ne pas abuser »).

L'alimentation vivante propose un exercice pratique, fort utile à la remise à l'endroit de notre échelle de valeurs ; elle symbolise le mouvement, la vie et le respect. Vive la chlorophylle et les enzymes, et leurs conséquences épanouissantes !

La mise en lumière de ce concept alimentaire touche l'ensemble du système économique, intellectuel et scientifique de cette fin de millénaire. Il immerge un peu plus un bateau qui a déjà commencé à prendre l'eau. La perte de maîtrise des marchés monétaires, le crédit à outrance, la spéculation et l'exploitation économiques, la pensée rationaliste, le profit à tout prix, la course au pouvoir, l'apparition ou la résurgence d'affections sanitaires sans réponse et les diverses pollutions, portent en eux les signes du déclin. Devant l'ampleur du désastre, les voix autorisées mais encore timides de certains économistes, industriels, scientifiques, philosophes et politiques, souvent sous la pression d'organisations internationales, commencent à susurrer que la mise sur pied d'une « économie de l'environnement » devient inéluctable. Ils n'osent pas trop s'engager, car le lobbyisme économique, notamment pharmaceutique, tient encore le couteau d'argent par le manche. L'étroitesse et la fragilité de la tribune offerte à ceux qui proposent, par exemple, de réduire certains déficits publics par une hygiène de vie préventive basée sur une alimentation saine, en dissuade plus d'un. Mais la rapidité avec laquelle la situation évolue m'incite à penser que demain, ils seront écoutés. Depuis quelques années, certains établissements bancaires se sont spécialisés dans le financement de projets environnementaux, avec pour quelques-uns d'entre eux, une éthique statutaire en corrélation avec leurs activités, notamment en ce qui concerne le recyclage d'argent sale.

■ *Un jeu*

Affirmer que l'homme est partie intégrante de la nature est une lapalissade. Mais je crois bon de le rappeler en vous proposant un jeu dont je ne définis qu'une partie, quelques blessures infligées à la nature par l'activité humaine. Il vous incombe de trouver la ou les conséquences ou affections correspondantes chez l'homme :

NATURE	HOMME (à compléter)
• élevage en batterie. • abattage industriel. • acidification ; déminéralisation des sols. • déforestation. • agriculture intensive. • surproduction ; surexploitation. • produits chimiques de synthèse. • trou dans la couche d'ozone. • pollution de l'air, de l'eau et de la terre. • industrie alimentaire. • irradiation.	

Une fois le tableau complété, vous saisirez certainement l'adéquation entre la nature et nous. Alors, plutôt que de la détruire, respectons-la, pour elle-même et pour nous. Nous en sortirons grandis.

L'alimentation vivante est à ce titre un symbole, celui de l'équilibre retrouvé par un retour aux sources. Elle contient tous les ingrédients de la vraie vie. Sa popularisation permettrait de rééquilibrer l'ensemble des cycles biologiques, de respecter au mieux la vie, de son expression la plus simple à la plus évoluée, en augmentant sa qualité. Ainsi aurions-nous par exemple la joie de savoir tous les enfants de cette Terre nourris à leur faim, sans nous restreindre, mais en adoptant un mode de vie différent de celui qui, à l'évidence, nous conduit dans une impasse sanitaire, écologique et humanitaire.

CONCLUSION

Il est temps de nous quitter. J'espère que la lecture de ce livre vous aura apporté un éclairage nouveau sur la conception de l'alimentation et sur ses effets à tous les niveaux de l'existence. Si vous avez compris que l'alternative de l'alimentation vivante s'inscrit dans un esprit d'ouverture qui allie utilité et créativité, qualité et conscience, plaisir et convivialité, alors peut-être serez-vous prêts à en expérimenter les bienfaits. Si tel était le cas, suivez vos rythmes et vos envies. Ne vous imposez pas une discipline contraignante. Avancez par paliers; prenez votre bien en patience! Ainsi deviendrez-vous subrepticement les précurseurs d'un chemin de vie qui s'imposera inéluctablement à l'ensemble de notre civilisation, si elle souhaite aborder le troisième millénaire avec l'énergie indispensable à sa survie. Lorsque vous parlerez de votre propre expérience, ne cédez pas au prosélytisme. La vérité n'appartient à personne. Contentez-vous d'agir selon vos propres choix, en suivant votre conscience. Le respect attire le respect. La joie inspire la joie. La justesse déclenche la justice. L'amour suscite l'amour. Ces sentiments ne se théorisent et ne se thésaurisent pas. Ils se vivent et se communiquent dans le mouvement de la vie. Nous avons la chance de contribuer à la noblesse de l'existence par nos actions et nos pensées. Ne la négligeons pas.

Bien que ce livre offre une tribune à la mise en pratique du concept de l'alimentation vivante et qu'il constitue un outil utile à sa mise en place, il ne peut se substituer à l'expérience de chacun. Afin de permettre à ceux qui souhaitent l'apprendre, le vivre et peut-être l'enseigner, j'ai échafaudé un projet de centre d'hygiène de vie d'envergure européenne. L'alimentation, l'hygiène physique et mentale, l'environnement, la créativité et l'art en constitueront les piliers. Des cours viendront illustrer le vécu de chacun. Des conférenciers extérieurs seront invités à traiter de leur spécialité. Le programme de base de quelques semaines pourra être prolongé par des études ultérieures plus approfondies, destinées à ceux qui ont l'intention de consacrer leur énergie à l'enseignement ou à la pratique « professionnelle » de l'un des aspects de ce concept. Je m'exprime au futur simple, car je suis convaincu qu'un tel centre verra le jour dans un avenir que je souhaite proche.

TABLE DES RECETTES

BIBLIOGRAPHIE

■ *Santé et bien-être*

Éditions *Vivez Soleil*
B.P. 18
74103 Annemasse Cedex
France
Tél. : 50 87 27 05
Fax : 50 87 27 13

Éditions *Vivez Soleil*
Case postale 313
1225 Chêne-Bourg /Genève
Suisse
Tél. : (22) 348 72 34
De nombreux ouvrages dont : *La Vie biogénique, Graines germées et jeunes pousses, Apprendre à se détoxiquer, Hygiène intestinale.*
Catalogue sur demande.

Revue trimestrielle *Énergie et santé*
Éditions Sully
B.P. 18
84220 Gordes
France
Tél. : 90 72 12 55
Fax : 90 72 08 38

Dr Philippe Gaston Besson, Dr Alain Bondil, Dr André Denjean, Dr Philip Keros, de l'Association médicale Kousmine Internationale, *Les 5 piliers de la santé.*

Brian Clement, *Hippocrates Health Programm*, Hippocrates Publications, 1989 FL (cf. adresse Hippocrates Health Institute).

Gabriel Cousens, *Conscious Eating*, Vision Books International, 510 Fifth street, Santa Rosa CA 95401.

Viktoras Kulvinskas, *Survival Into the 21st Century*, 21st Century publications, 1975 IA.

Les ouvrages du Dr Deepak Chopra,
éditions A.L.T.E.S.S.,
7, rue Chaudron,
75010 Paris.

L'annuaire vert, 11, rue Saint-Ambroise, 75011 Paris.
Tél. : 47 00 46 46

■ *Nutrition*

Dr William T. Barry, *The Astonishing, Magnificient, Delightful Algae*, Graphic press, 6065 6th Street, Klamath Falls OR 97601.

Hubert Descamps, *Hippocrate avait raison, la preuve macrobiotique*, éd. KI, 1989.

Grant and Joice, *Food Combining for Health*, Healing Art Press, 1985, VT.

Dr Howell, *Enzyme Nutrition*, Avery Publications, 1985, NJ.

Dr Santillo, *Food Enzymes*, Holm Press, 1987, AZ.

Dr Ann Wigmore, *The Wheatgrass Book*, Avery publications, 1985, NJ.

■ *Hygiène*

Zane R. KIME, *Sunlight*, World Health Publications CA, 1980.

Dr George MONNIER-SCHAER, *La Santé par l'hygiène intestinale*, éd. Trois-fontaines, 1993.

Steven R. SCHECHTER, *Fighting radiations and chemical pollutants with foods, herbs and vitamins*, Vitality, INK, CA 1991.

■ *Écologie*

Philippe DESBROSSES, *Le Krach alimentaire*, éd. du Rocher, 1988.

Philippe DESBROSSES, *La Terre malade des hommes*, éd. du Rocher, 1990.

Al GORE, *Earth in the Balance*, éd. Plume, NY, 1993.

PNUE (Programme des Nations Unies pour l'Environnement), *Sauvons notre planète*.

John ROBBINS, *Se nourrir sans faire souffrir*, éd. Stanké, Canada, 1990.

La composition de cet ouvrage
a été réalisée par Charente-Photogravure,
l'impression et le brochage ont été effectués
sur presse CAMERON
dans les ateliers de Bussière Camedan Imprimeries,
à Saint-Amand-Montrond (Cher),
pour le compte des Éditions Albin Michel.

Achevé d'imprimer en février 1996.
N° d'édition : 15266. N° d'impression : 4/133.
Dépôt légal : mars 1996.